Schmerz-Logbuch

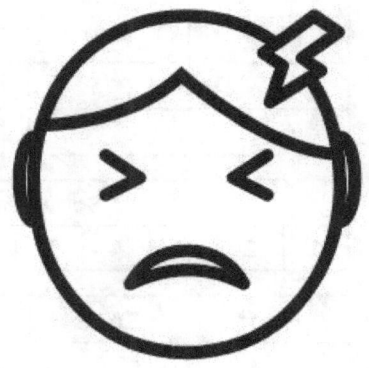

Dieses Buch gehört zu:

_____

_____

In diesem Logbuch werden Daten, Energie, Aktivität, Schlaf, Schmerzpegel/-bereich, Mahlzeiten und viele andere nützliche Dinge festgehalten.

Schmerz-Logbuch

Datum :-		Mon	Die	Mit	Don	Fre	Sam	Son

Schmerzbereich

Start	Ende

Dauer

Körperstelle	
Front	Rückseite
Links	Rechts

Schweregrad									
1	2	3	4	5	6	7	8	9	10

Start	Ende

Dauer

Körperstelle	
Front	Rückseite
Links	Rechts

Schweregrad									
1	2	3	4	5	6	7	8	9	10

Start	Ende

Dauer

Körperstelle	
Front	Rückseite
Links	Rechts

Schweregrad									
1	2	3	4	5	6	7	8	9	10

Energie
☆ ☆ ☆ ☆

Tätigkeit
☆ ☆ ☆ ☆

Schlaf
☆ ☆ ☆ ☆

Andere Symptome	Auslöser	Entlastungsmaßnahmen

Kommentare

Schmerz-Logbuch

Datum :-		Mon	Die	Mit	Don	Fre	Sam	Son

Schmerzbereich

Start	Ende

Dauer

Körperstelle	
Front	Rückseite
Links	Rechts

Schweregrad									
1	2	3	4	5	6	7	8	9	10

Start	Ende

Dauer

Körperstelle	
Front	Rückseite
Links	Rechts

Schweregrad									
1	2	3	4	5	6	7	8	9	10

Start	Ende

Dauer

Körperstelle	
Front	Rückseite
Links	Rechts

Schweregrad									
1	2	3	4	5	6	7	8	9	10

Energie
☆ ☆ ☆ ☆ ☆

Tätigkeit
☆ ☆ ☆ ☆ ☆

Schlaf
☆ ☆ ☆ ☆ ☆

Andere Symptome	Auslöser	Entlastungsmaßnahmen

Kommentare

Schmerz-Logbuch

Datum :-		Mon	Die	Mit	Don	Fre	Sam	Son

Schmerzbereich

Start	Ende		Körperstelle	
Dauer			Front	Rückseite
			Links	Rechts

Schweregrad									
1	2	3	4	5	6	7	8	9	10

Start	Ende		Körperstelle	
Dauer			Front	Rückseite
			Links	Rechts

Schweregrad									
1	2	3	4	5	6	7	8	9	10

Start	Ende		Körperstelle	
Dauer			Front	Rückseite
			Links	Rechts

Schweregrad									
1	2	3	4	5	6	7	8	9	10

Energie
☆ ☆ ☆ ☆

Tätigkeit
☆ ☆ ☆ ☆

Schlaf
☆ ☆ ☆ ☆ ☆

Andere Symptome	Auslöser	Entlastungsmaßnahmen

Kommentare

Schmerz-Logbuch

Datum :-	Mon	Die	Mit	Don	Fre	Sam	Son

Schmerzbereich

Start	Ende		Körperstelle	
Dauer			Front	Rückseite
			Links	Rechts

Schweregrad									
1	2	3	4	5	6	7	8	9	10

Start	Ende		Körperstelle	
Dauer			Front	Rückseite
			Links	Rechts

Schweregrad									
1	2	3	4	5	6	7	8	9	10

Start	Ende		Körperstelle	
Dauer			Front	Rückseite
			Links	Rechts

Schweregrad									
1	2	3	4	5	6	7	8	9	10

Energie
☆ ☆ ☆ ☆ ☆

Tätigkeit
☆ ☆ ☆ ☆ ☆

Schlaf
☆ ☆ ☆ ☆ ☆

Andere Symptome	Auslöser	Entlastungsmaßnahmen

Kommentare

Schmerz-Logbuch

Datum :-		Mon	Die	Mit	Don	Fre	Sam	Son

Schmerzbereich

Start	Ende

Dauer

Körperstelle	
Front	Rückseite
Links	Rechts

Schweregrad									
1	2	3	4	5	6	7	8	9	10

Start	Ende

Dauer

Körperstelle	
Front	Rückseite
Links	Rechts

Schweregrad									
1	2	3	4	5	6	7	8	9	10

Start	Ende

Dauer

Körperstelle	
Front	Rückseite
Links	Rechts

Schweregrad									
1	2	3	4	5	6	7	8	9	10

Energie
☆ ☆ ☆ ☆

Tätigkeit
☆ ☆ ☆ ☆

Schlaf
☆ ☆ ☆ ☆ ☆

Andere Symptome	Auslöser	Entlastungsmaßnahmen

Kommentare

Schmerz-Logbuch

Datum :-		Mon	Die	Mit	Don	Fre	Sam	Son

Schmerzbereich

Start	Ende

Dauer

Körperstelle

Front	Rückseite
Links	Rechts

Schweregrad									
1	2	3	4	5	6	7	8	9	10

Start	Ende

Dauer

Körperstelle

Front	Rückseite
Links	Rechts

Schweregrad									
1	2	3	4	5	6	7	8	9	10

Start	Ende

Dauer

Körperstelle

Front	Rückseite
Links	Rechts

Schweregrad									
1	2	3	4	5	6	7	8	9	10

Energie
☆ ☆ ☆ ☆ ☆

Tätigkeit
☆ ☆ ☆ ☆ ☆

Schlaf
☆ ☆ ☆ ☆ ☆

Andere Symptome	Auslöser	Entlastungsmaßnahmen

Kommentare

Schmerz-Logbuch

Datum :-		Mon	Die	Mit	Don	Fre	Sam	Son

Schmerzbereich

Start	Ende	Körperstelle	
Dauer		Front	Rückseite
		Links	Rechts

Schweregrad									
1	2	3	4	5	6	7	8	9	10

Start	Ende	Körperstelle	
Dauer		Front	Rückseite
		Links	Rechts

Schweregrad									
1	2	3	4	5	6	7	8	9	10

Start	Ende	Körperstelle	
Dauer		Front	Rückseite
		Links	Rechts

Schweregrad									
1	2	3	4	5	6	7	8	9	10

Energie
☆ ☆ ☆ ☆

Tätigkeit
☆ ☆ ☆ ☆

Schlaf
☆ ☆ ☆ ☆

Andere Symptome	Auslöser	Entlastungsmaßnahmen

Kommentare

Schmerz-Logbuch

Datum :-	Mon	Die	Mit	Don	Fre	Sam	Son

Schmerzbereich

Start	Ende		Körperstelle	
Dauer			Front	Rückseite
			Links	Rechts

Schweregrad
1	2	3	4	5	6	7	8	9	10

Start	Ende		Körperstelle	
Dauer			Front	Rückseite
			Links	Rechts

Schweregrad
1	2	3	4	5	6	7	8	9	10

Start	Ende		Körperstelle	
Dauer			Front	Rückseite
			Links	Rechts

Schweregrad
1	2	3	4	5	6	7	8	9	10

Energie
☆ ☆ ☆ ☆ ☆

Tätigkeit
☆ ☆ ☆ ☆ ☆

Schlaf
☆ ☆ ☆ ☆ ☆

Andere Symptome	Auslöser	Entlastungsmaßnahmen

Kommentare

Schmerz-Logbuch

Datum :-		Mon	Die	Mit	Don	Fre	Sam	Son

Schmerzbereich

Start	Ende

Dauer

Körperstelle	
Front	Rückseite
Links	Rechts

Schweregrad									
1	2	3	4	5	6	7	8	9	10

Start	Ende

Dauer

Körperstelle	
Front	Rückseite
Links	Rechts

Schweregrad									
1	2	3	4	5	6	7	8	9	10

Start	Ende

Dauer

Körperstelle	
Front	Rückseite
Links	Rechts

Schweregrad									
1	2	3	4	5	6	7	8	9	10

Energie
☆ ☆ ☆ ☆ ☆

Tätigkeit
☆ ☆ ☆ ☆ ☆

Schlaf
☆ ☆ ☆ ☆ ☆

Andere Symptome	Auslöser	Entlastungsmaßnahmen

Kommentare

Schmerz-Logbuch

Datum :-		Mon	Die	Mit	Don	Fre	Sam	Son

Schmerzbereich

Start	Ende

Dauer

Körperstelle	
Front	Rückseite
Links	Rechts

Schweregrad									
1	2	3	4	5	6	7	8	9	10

Start	Ende

Dauer

Körperstelle	
Front	Rückseite
Links	Rechts

Schweregrad									
1	2	3	4	5	6	7	8	9	10

Start	Ende

Dauer

Körperstelle	
Front	Rückseite
Links	Rechts

Schweregrad									
1	2	3	4	5	6	7	8	9	10

Energie
☆ ☆ ☆ ☆ ☆

Tätigkeit
☆ ☆ ☆ ☆ ☆

Schlaf
☆ ☆ ☆ ☆ ☆

Andere Symptome	Auslöser	Entlastungsmaßnahmen

Kommentare

Schmerz-Logbuch

Datum :-		Mon	Die	Mit	Don	Fre	Sam	Son

Schmerzbereich

Start	Ende

Dauer

Körperstelle	
Front	Rückseite
Links	Rechts

Schweregrad									
1	2	3	4	5	6	7	8	9	10

Start	Ende

Dauer

Körperstelle	
Front	Rückseite
Links	Rechts

Schweregrad									
1	2	3	4	5	6	7	8	9	10

Start	Ende

Dauer

Körperstelle	
Front	Rückseite
Links	Rechts

Schweregrad									
1	2	3	4	5	6	7	8	9	10

Energie
☆ ☆ ☆ ☆ ☆
Tätigkeit
☆ ☆ ☆ ☆ ☆
Schlaf
☆ ☆ ☆ ☆ ☆

Andere Symptome	Auslöser	Entlastungsmaßnahmen

Kommentare

Schmerz-Logbuch

Datum :-		Mon	Die	Mit	Don	Fre	Sam	Son

Schmerzbereich

Start	Ende

Dauer

Körperstelle

Front	Rückseite
Links	Rechts

Schweregrad									
1	2	3	4	5	6	7	8	9	10

Start	Ende

Dauer

Körperstelle

Front	Rückseite
Links	Rechts

Schweregrad									
1	2	3	4	5	6	7	8	9	10

Start	Ende

Dauer

Körperstelle

Front	Rückseite
Links	Rechts

Schweregrad									
1	2	3	4	5	6	7	8	9	10

Energie
☆ ☆ ☆ ☆ ☆

Tätigkeit
☆ ☆ ☆ ☆ ☆

Schlaf
☆ ☆ ☆ ☆ ☆

Andere Symptome	Auslöser	Entlastungsmaßnahmen

Kommentare

Schmerz-Logbuch

Datum :-		Mon	Die	Mit	Don	Fre	Sam	Son

Schmerzbereich

Start		Ende		Körperstelle	
Dauer				Front	Rückseite
				Links	Rechts

Schweregrad									
1	2	3	4	5	6	7	8	9	10

Start		Ende		Körperstelle	
Dauer				Front	Rückseite
				Links	Rechts

Schweregrad									
1	2	3	4	5	6	7	8	9	10

Start		Ende		Körperstelle	
Dauer				Front	Rückseite
				Links	Rechts

Schweregrad									
1	2	3	4	5	6	7	8	9	10

Energie
☆ ☆ ☆ ☆

Tätigkeit
☆ ☆ ☆ ☆

Schlaf
☆ ☆ ☆ ☆

Andere Symptome	Auslöser	Entlastungsmaßnahmen

Kommentare

Schmerz-Logbuch

Datum :-		Mon	Die	Mit	Don	Fre	Sam	Son

Schmerzbereich

Start	Ende

Dauer

Körperstelle	
Front	Rückseite
Links	Rechts

Schweregrad									
1	2	3	4	5	6	7	8	9	10

Start	Ende

Dauer

Körperstelle	
Front	Rückseite
Links	Rechts

Schweregrad									
1	2	3	4	5	6	7	8	9	10

Start	Ende

Dauer

Körperstelle	
Front	Rückseite
Links	Rechts

Schweregrad									
1	2	3	4	5	6	7	8	9	10

Energie
☆ ☆ ☆ ☆ ☆

Tätigkeit
☆ ☆ ☆ ☆ ☆

Schlaf
☆ ☆ ☆ ☆ ☆

Andere Symptome	Auslöser	Entlastungsmaßnahmen

Kommentare

Schmerz-Logbuch

Datum :-		Mon	Die	Mit	Don	Fre	Sam	Son

Schmerzbereich

Start	Ende		Körperstelle	
Dauer			Front	Rückseite
			Links	Rechts

Schweregrad									
1	2	3	4	5	6	7	8	9	10

Start	Ende		Körperstelle	
Dauer			Front	Rückseite
			Links	Rechts

Schweregrad									
1	2	3	4	5	6	7	8	9	10

Start	Ende		Körperstelle	
Dauer			Front	Rückseite
			Links	Rechts

Schweregrad									
1	2	3	4	5	6	7	8	9	10

Energie
☆ ☆ ☆ ☆ ☆

Tätigkeit
☆ ☆ ☆ ☆ ☆

Schlaf
☆ ☆ ☆ ☆ ☆

Andere Symptome	Auslöser	Entlastungsmaßnahmen

Kommentare

Schmerz-Logbuch

Datum :-	Mon	Die	Mit	Don	Fre	Sam	Son

Schmerzbereich

Start	Ende		Körperstelle	
Dauer			Front	Rückseite
			Links	Rechts

Schweregrad
1	2	3	4	5	6	7	8	9	10

Start	Ende		Körperstelle	
Dauer			Front	Rückseite
			Links	Rechts

Schweregrad
1	2	3	4	5	6	7	8	9	10

Start	Ende		Körperstelle	
Dauer			Front	Rückseite
			Links	Rechts

Schweregrad
1	2	3	4	5	6	7	8	9	10

Energie
☆ ☆ ☆ ☆ ☆

Tätigkeit
☆ ☆ ☆ ☆ ☆

Schlaf
☆ ☆ ☆ ☆ ☆

Andere Symptome	Auslöser	Entlastungsmaßnahmen

Kommentare

Schmerz-Logbuch

Datum :-		Mon	Die	Mit	Don	Fre	Sam	Son

Schmerzbereich

Start	Ende

Dauer

Körperstelle	
Front	Rückseite
Links	Rechts

Schweregrad									
1	2	3	4	5	6	7	8	9	10

Start	Ende

Dauer

Körperstelle	
Front	Rückseite
Links	Rechts

Schweregrad									
1	2	3	4	5	6	7	8	9	10

Start	Ende

Dauer

Körperstelle	
Front	Rückseite
Links	Rechts

Schweregrad									
1	2	3	4	5	6	7	8	9	10

Energie
☆ ☆ ☆ ☆

Tätigkeit
☆ ☆ ☆ ☆

Schlaf
☆ ☆ ☆ ☆ ☆

Andere Symptome	Auslöser	Entlastungsmaßnahmen

Kommentare

Schmerz-Logbuch

Datum :- _____ | Mon | Die | Mit | Don | Fre | Sam | Son |

Schmerzbereich

Start	Ende

Dauer

Körperstelle	
Front	Rückseite
Links	Rechts

Schweregrad
1	2	3	4	5	6	7	8	9	10

Start	Ende

Dauer

Körperstelle	
Front	Rückseite
Links	Rechts

Schweregrad
1	2	3	4	5	6	7	8	9	10

Energie
☆ ☆ ☆ ☆ ☆

Tätigkeit
☆ ☆ ☆ ☆ ☆

Schlaf
☆ ☆ ☆ ☆ ☆

Start	Ende

Dauer

Körperstelle	
Front	Rückseite
Links	Rechts

Schweregrad
1	2	3	4	5	6	7	8	9	10

Andere Symptome	Auslöser	Entlastungsmaßnahmen

Kommentare

Schmerz-Logbuch

Datum :-		Mon	Die	Mit	Don	Fre	Sam	Son

Schmerzbereich

Start	Ende		Körperstelle	
Dauer			Front	Rückseite
			Links	Rechts

Schweregrad									
1	2	3	4	5	6	7	8	9	10

Start	Ende		Körperstelle	
Dauer			Front	Rückseite
			Links	Rechts

Schweregrad									
1	2	3	4	5	6	7	8	9	10

Start	Ende		Körperstelle	
Dauer			Front	Rückseite
			Links	Rechts

Schweregrad									
1	2	3	4	5	6	7	8	9	10

Energie
☆ ☆ ☆ ☆

Tätigkeit
☆ ☆ ☆ ☆

Schlaf
☆ ☆ ☆ ☆

Andere Symptome	Auslöser	Entlastungsmaßnahmen

Kommentare

Schmerz-Logbuch

Datum :-		Mon	Die	Mit	Don	Fre	Sam	Son

Schmerzbereich

Start	Ende

Dauer

Körperstelle	
Front	Rückseite
Links	Rechts

Schweregrad									
1	2	3	4	5	6	7	8	9	10

Start	Ende

Dauer

Körperstelle	
Front	Rückseite
Links	Rechts

Schweregrad									
1	2	3	4	5	6	7	8	9	10

Start	Ende

Dauer

Körperstelle	
Front	Rückseite
Links	Rechts

Schweregrad									
1	2	3	4	5	6	7	8	9	10

Energie
☆ ☆ ☆ ☆ ☆

Tätigkeit
☆ ☆ ☆ ☆ ☆

Schlaf
☆ ☆ ☆ ☆ ☆

Andere Symptome	Auslöser	Entlastungsmaßnahmen

Kommentare

Schmerz-Logbuch

Datum :-		Mon	Die	Mit	Don	Fre	Sam	Son

Schmerzbereich

Start	Ende

Dauer

Körperstelle

Front	Rückseite
Links	Rechts

Schweregrad									
1	2	3	4	5	6	7	8	9	10

Start	Ende

Dauer

Körperstelle

Front	Rückseite
Links	Rechts

Schweregrad									
1	2	3	4	5	6	7	8	9	10

Start	Ende

Dauer

Körperstelle

Front	Rückseite
Links	Rechts

Schweregrad									
1	2	3	4	5	6	7	8	9	10

Energie
☆ ☆ ☆ ☆

Tätigkeit
☆ ☆ ☆ ☆

Schlaf
☆ ☆ ☆ ☆

Andere Symptome	Auslöser	Entlastungsmaßnahmen

Kommentare

Schmerz-Logbuch

Datum :-		Mon	Die	Mit	Don	Fre	Sam	Son

Schmerzbereich

Start	Ende

Dauer

Körperstelle	
Front	Rückseite
Links	Rechts

Schweregrad									
1	2	3	4	5	6	7	8	9	10

Start	Ende

Dauer

Körperstelle	
Front	Rückseite
Links	Rechts

Schweregrad									
1	2	3	4	5	6	7	8	9	10

Start	Ende

Dauer

Körperstelle	
Front	Rückseite
Links	Rechts

Schweregrad									
1	2	3	4	5	6	7	8	9	10

Energie
☆ ☆ ☆ ☆ ☆

Tätigkeit
☆ ☆ ☆ ☆ ☆

Schlaf
☆ ☆ ☆ ☆ ☆

Andere Symptome	Auslöser	Entlastungsmaßnahmen

Kommentare

Schmerz-Logbuch

Datum :-		Mon	Die	Mit	Don	Fre	Sam	Son

Schmerzbereich

Start	Ende	Körperstelle	
Dauer		Front	Rückseite
		Links	Rechts

Schweregrad									
1	2	3	4	5	6	7	8	9	10

Start	Ende	Körperstelle	
Dauer		Front	Rückseite
		Links	Rechts

Schweregrad									
1	2	3	4	5	6	7	8	9	10

Start	Ende	Körperstelle	
Dauer		Front	Rückseite
		Links	Rechts

Schweregrad									
1	2	3	4	5	6	7	8	9	10

Energie
☆ ☆ ☆ ☆ ☆

Tätigkeit
☆ ☆ ☆ ☆ ☆

Schlaf
☆ ☆ ☆ ☆ ☆

Andere Symptome	Auslöser	Entlastungsmaßnahmen

Kommentare

Schmerz-Logbuch

Datum :- | Mon | Die | Mit | Don | Fre | Sam | Son

Schmerzbereich

Start	Ende		Körperstelle	
Dauer			Front	Rückseite
			Links	Rechts

Schweregrad									
1	2	3	4	5	6	7	8	9	10

Start	Ende		Körperstelle	
Dauer			Front	Rückseite
			Links	Rechts

Schweregrad									
1	2	3	4	5	6	7	8	9	10

Start	Ende		Körperstelle	
Dauer			Front	Rückseite
			Links	Rechts

Schweregrad									
1	2	3	4	5	6	7	8	9	10

Energie
☆ ☆ ☆ ☆ ☆

Tätigkeit
☆ ☆ ☆ ☆ ☆

Schlaf
☆ ☆ ☆ ☆ ☆

Andere Symptome	Auslöser	Entlastungsmaßnahmen

Kommentare

Schmerz-Logbuch

Datum :-		Mon	Die	Mit	Don	Fre	Sam	Son

Schmerzbereich

Start	Ende		Körperstelle	
Dauer			Front	Rückseite
			Links	Rechts

Schweregrad									
1	2	3	4	5	6	7	8	9	10

Start	Ende		Körperstelle	
Dauer			Front	Rückseite
			Links	Rechts

Schweregrad									
1	2	3	4	5	6	7	8	9	10

Start	Ende		Körperstelle	
Dauer			Front	Rückseite
			Links	Rechts

Schweregrad									
1	2	3	4	5	6	7	8	9	10

Energie
☆ ☆ ☆ ☆

Tätigkeit
☆ ☆ ☆ ☆

Schlaf
☆ ☆ ☆ ☆

Andere Symptome	Auslöser	Entlastungsmaßnahmen

Kommentare

Schmerz-Logbuch

Datum :-		Mon	Die	Mit	Don	Fre	Sam	Son

Schmerzbereich

Start	Ende	Körperstelle	
Dauer		Front	Rückseite
		Links	Rechts

Schweregrad									
1	2	3	4	5	6	7	8	9	10

Start	Ende	Körperstelle	
Dauer		Front	Rückseite
		Links	Rechts

Schweregrad									
1	2	3	4	5	6	7	8	9	10

Start	Ende	Körperstelle	
Dauer		Front	Rückseite
		Links	Rechts

Schweregrad									
1	2	3	4	5	6	7	8	9	10

Energie
☆ ☆ ☆ ☆ ☆

Tätigkeit
☆ ☆ ☆ ☆ ☆

Schlaf
☆ ☆ ☆ ☆ ☆

Andere Symptome	Auslöser	Entlastungsmaßnahmen

Kommentare

Schmerz-Logbuch

Datum :-		Mon	Die	Mit	Don	Fre	Sam	Son

Schmerzbereich

Start	Ende		Körperstelle	
Dauer			Front	Rückseite
			Links	Rechts

Schweregrad									
1	2	3	4	5	6	7	8	9	10

Start	Ende		Körperstelle	
Dauer			Front	Rückseite
			Links	Rechts

Schweregrad									
1	2	3	4	5	6	7	8	9	10

Start	Ende		Körperstelle	
Dauer			Front	Rückseite
			Links	Rechts

Schweregrad									
1	2	3	4	5	6	7	8	9	10

Energie
☆ ☆ ☆ ☆ ☆

Tätigkeit
☆ ☆ ☆ ☆ ☆

Schlaf
☆ ☆ ☆ ☆ ☆

Andere Symptome	Auslöser	Entlastungsmaßnahmen

Kommentare

Schmerz-Logbuch

Datum :-		Mon	Die	Mit	Don	Fre	Sam	Son

Schmerzbereich

Start	Ende		Körperstelle	
Dauer			Front	Rückseite
			Links	Rechts

Schweregrad									
1	2	3	4	5	6	7	8	9	10

Start	Ende		Körperstelle	
Dauer			Front	Rückseite
			Links	Rechts

Schweregrad									
1	2	3	4	5	6	7	8	9	10

Energie
☆ ☆ ☆ ☆ ☆

Tätigkeit
☆ ☆ ☆ ☆ ☆

Schlaf
☆ ☆ ☆ ☆ ☆

Start	Ende		Körperstelle	
Dauer			Front	Rückseite
			Links	Rechts

Schweregrad									
1	2	3	4	5	6	7	8	9	10

Andere Symptome	Auslöser	Entlastungsmaßnahmen

Kommentare

Schmerz-Logbuch

Datum :-	Mon	Die	Mit	Don	Fre	Sam	Son

Schmerzbereich

Start	Ende		Körperstelle	
Dauer			Front	Rückseite
			Links	Rechts

Schweregrad									
1	2	3	4	5	6	7	8	9	10

Start	Ende		Körperstelle	
Dauer			Front	Rückseite
			Links	Rechts

Schweregrad									
1	2	3	4	5	6	7	8	9	10

Start	Ende		Körperstelle	
Dauer			Front	Rückseite
			Links	Rechts

Schweregrad									
1	2	3	4	5	6	7	8	9	10

Energie
☆ ☆ ☆ ☆ ☆

Tätigkeit
☆ ☆ ☆ ☆ ☆

Schlaf
☆ ☆ ☆ ☆ ☆

Andere Symptome	Auslöser	Entlastungsmaßnahmen

Kommentare

Schmerz-Logbuch

Datum :-		Mon	Die	Mit	Don	Fre	Sam	Son

Schmerzbereich

Start	Ende

Dauer

Körperstelle

Front	Rückseite
Links	Rechts

Schweregrad									
1	2	3	4	5	6	7	8	9	10

Start	Ende

Dauer

Körperstelle

Front	Rückseite
Links	Rechts

Schweregrad									
1	2	3	4	5	6	7	8	9	10

Start	Ende

Dauer

Körperstelle

Front	Rückseite
Links	Rechts

Schweregrad									
1	2	3	4	5	6	7	8	9	10

Energie
☆ ☆ ☆ ☆ ☆

Tätigkeit
☆ ☆ ☆ ☆ ☆

Schlaf
☆ ☆ ☆ ☆ ☆

Andere Symptome	Auslöser	Entlastungsmaßnahmen

Kommentare

Schmerz-Logbuch

Datum :-		Mon	Die	Mit	Don	Fre	Sam	Son

Schmerzbereich

Start	Ende

Dauer

Körperstelle	
Front	Rückseite
Links	Rechts

Schweregrad									
1	2	3	4	5	6	7	8	9	10

Start	Ende

Dauer

Körperstelle	
Front	Rückseite
Links	Rechts

Schweregrad									
1	2	3	4	5	6	7	8	9	10

Start	Ende

Dauer

Körperstelle	
Front	Rückseite
Links	Rechts

Schweregrad									
1	2	3	4	5	6	7	8	9	10

Energie
☆ ☆ ☆ ☆

Tätigkeit
☆ ☆ ☆ ☆

Schlaf
☆ ☆ ☆ ☆

Andere Symptome	Auslöser	Entlastungsmaßnahmen

Kommentare

Schmerz-Logbuch

Datum :-		Mon	Die	Mit	Don	Fre	Sam	Son

Schmerzbereich

Start	Ende		Körperstelle	
Dauer			Front	Rückseite
			Links	Rechts

Schweregrad

1	2	3	4	5	6	7	8	9	10

Start	Ende		Körperstelle	
Dauer			Front	Rückseite
			Links	Rechts

Schweregrad

1	2	3	4	5	6	7	8	9	10

Start	Ende		Körperstelle	
Dauer			Front	Rückseite
			Links	Rechts

Schweregrad

1	2	3	4	5	6	7	8	9	10

Energie
☆ ☆ ☆ ☆ ☆

Tätigkeit
☆ ☆ ☆ ☆ ☆

Schlaf
☆ ☆ ☆ ☆ ☆

Andere Symptome	Auslöser	Entlastungsmaßnahmen

Kommentare

Schmerz-Logbuch

Datum :-		Mon	Die	Mit	Don	Fre	Sam	Son

Schmerzbereich

Start	Ende		Körperstelle	
Dauer			Front	Rückseite
			Links	Rechts

Schweregrad									
1	2	3	4	5	6	7	8	9	10

Start	Ende		Körperstelle	
Dauer			Front	Rückseite
			Links	Rechts

Schweregrad									
1	2	3	4	5	6	7	8	9	10

Start	Ende		Körperstelle	
Dauer			Front	Rückseite
			Links	Rechts

Schweregrad									
1	2	3	4	5	6	7	8	9	10

Energie
☆ ☆ ☆ ☆

Tätigkeit
☆ ☆ ☆ ☆

Schlaf
☆ ☆ ☆ ☆

Andere Symptome	Auslöser	Entlastungsmaßnahmen

Kommentare

Schmerz-Logbuch

Datum :-		Mon	Die	Mit	Don	Fre	Sam	Son

Schmerzbereich

Start	Ende

Dauer

Körperstelle	
Front	Rückseite
Links	Rechts

Schweregrad									
1	2	3	4	5	6	7	8	9	10

Start	Ende

Dauer

Körperstelle	
Front	Rückseite
Links	Rechts

Schweregrad									
1	2	3	4	5	6	7	8	9	10

Start	Ende

Dauer

Körperstelle	
Front	Rückseite
Links	Rechts

Schweregrad									
1	2	3	4	5	6	7	8	9	10

Energie
☆ ☆ ☆ ☆ ☆

Tätigkeit
☆ ☆ ☆ ☆ ☆

Schlaf
☆ ☆ ☆ ☆ ☆

Andere Symptome	Auslöser	Entlastungsmaßnahmen

Kommentare

Schmerz-Logbuch

Datum :-		Mon	Die	Mit	Don	Fre	Sam	Son

Schmerzbereich

Start	Ende
Dauer	

Körperstelle	
Front	Rückseite
Links	Rechts

Schweregrad									
1	2	3	4	5	6	7	8	9	10

Start	Ende
Dauer	

Körperstelle	
Front	Rückseite
Links	Rechts

Schweregrad									
1	2	3	4	5	6	7	8	9	10

Start	Ende
Dauer	

Körperstelle	
Front	Rückseite
Links	Rechts

Schweregrad									
1	2	3	4	5	6	7	8	9	10

Energie
☆ ☆ ☆ ☆

Tätigkeit
☆ ☆ ☆ ☆

Schlaf
☆ ☆ ☆ ☆ ☆

Andere Symptome	Auslöser	Entlastungsmaßnahmen

Kommentare

Schmerz-Logbuch

Datum :- _____ | Mon | Die | Mit | Don | Fre | Sam | Son |

Schmerzbereich

Start	Ende

Dauer

Körperstelle
Front	Rückseite
Links	Rechts

Schweregrad										
1	2	3	4	5	6	7	8	9	10	

Start	Ende

Dauer

Körperstelle
Front	Rückseite
Links	Rechts

Schweregrad										
1	2	3	4	5	6	7	8	9	10	

Start	Ende

Dauer

Körperstelle
Front	Rückseite
Links	Rechts

Schweregrad										
1	2	3	4	5	6	7	8	9	10	

Energie
☆ ☆ ☆ ☆ ☆

Tätigkeit
☆ ☆ ☆ ☆ ☆

Schlaf
☆ ☆ ☆ ☆ ☆

Andere Symptome	Auslöser	Entlastungsmaßnahmen

Kommentare

Schmerz-Logbuch

Datum :-		Mon	Die	Mit	Don	Fre	Sam	Son

Schmerzbereich

Start	Ende		Körperstelle	
Dauer			Front	Rückseite
			Links	Rechts

Schweregrad									
1	2	3	4	5	6	7	8	9	10

Start	Ende		Körperstelle	
Dauer			Front	Rückseite
			Links	Rechts

Schweregrad									
1	2	3	4	5	6	7	8	9	10

Start	Ende		Körperstelle	
Dauer			Front	Rückseite
			Links	Rechts

Schweregrad									
1	2	3	4	5	6	7	8	9	10

Energie
☆ ☆ ☆ ☆

Tätigkeit
☆ ☆ ☆ ☆

Schlaf
☆ ☆ ☆ ☆

Andere Symptome	Auslöser	Entlastungsmaßnahmen

Kommentare

Schmerz-Logbuch

Datum :-	Mon	Die	Mit	Don	Fre	Sam	Son

Schmerzbereich

Start	Ende		Körperstelle	
			Front	Rückseite
Dauer			Links	Rechts

Schweregrad									
1	2	3	4	5	6	7	8	9	10

Start	Ende		Körperstelle	
			Front	Rückseite
Dauer			Links	Rechts

Schweregrad									
1	2	3	4	5	6	7	8	9	10

Start	Ende		Körperstelle	
			Front	Rückseite
Dauer			Links	Rechts

Schweregrad									
1	2	3	4	5	6	7	8	9	10

Energie
☆ ☆ ☆ ☆ ☆

Tätigkeit
☆ ☆ ☆ ☆ ☆

Schlaf
☆ ☆ ☆ ☆ ☆

Andere Symptome	Auslöser	Entlastungsmaßnahmen

Kommentare

Schmerz-Logbuch

Datum :-	Mon	Die	Mit	Don	Fre	Sam	Son

Schmerzbereich

Start	Ende	Körperstelle	
Dauer		Front	Rückseite
		Links	Rechts

Schweregrad									
1	2	3	4	5	6	7	8	9	10

Start	Ende	Körperstelle	
Dauer		Front	Rückseite
		Links	Rechts

Schweregrad									
1	2	3	4	5	6	7	8	9	10

Start	Ende	Körperstelle	
Dauer		Front	Rückseite
		Links	Rechts

Schweregrad									
1	2	3	4	5	6	7	8	9	10

Energie
☆ ☆ ☆ ☆

Tätigkeit
☆ ☆ ☆ ☆

Schlaf
☆ ☆ ☆ ☆ ☆

Andere Symptome	Auslöser	Entlastungsmaßnahmen

Kommentare

Schmerz-Logbuch

Datum :-	Mon	Die	Mit	Don	Fre	Sam	Son

Schmerzbereich

Start	Ende		Körperstelle	
Dauer			Front	Rückseite
			Links	Rechts

Schweregrad									
1	2	3	4	5	6	7	8	9	10

Start	Ende		Körperstelle	
Dauer			Front	Rückseite
			Links	Rechts

Schweregrad									
1	2	3	4	5	6	7	8	9	10

Start	Ende		Körperstelle	
Dauer			Front	Rückseite
			Links	Rechts

Schweregrad									
1	2	3	4	5	6	7	8	9	10

Energie
☆ ☆ ☆ ☆ ☆

Tätigkeit
☆ ☆ ☆ ☆ ☆

Schlaf
☆ ☆ ☆ ☆ ☆

Andere Symptome	Auslöser	Entlastungsmaßnahmen

Kommentare

Schmerz-Logbuch

Datum :-	Mon	Die	Mit	Don	Fre	Sam	Son

Schmerzbereich

Start	Ende
Dauer	

Körperstelle	
Front	Rückseite
Links	Rechts

Schweregrad									
1	2	3	4	5	6	7	8	9	10

Start	Ende
Dauer	

Körperstelle	
Front	Rückseite
Links	Rechts

Schweregrad									
1	2	3	4	5	6	7	8	9	10

Start	Ende
Dauer	

Körperstelle	
Front	Rückseite
Links	Rechts

Schweregrad									
1	2	3	4	5	6	7	8	9	10

Energie
☆ ☆ ☆ ☆

Tätigkeit
☆ ☆ ☆ ☆

Schlaf
☆ ☆ ☆ ☆ ☆

Andere Symptome	Auslöser	Entlastungsmaßnahmen

Kommentare

Schmerz-Logbuch

Datum :- _____ | Mon | Die | Mit | Don | Fre | Sam | Son |

Schmerzbereich

Start	Ende

Dauer

Körperstelle
Front	Rückseite
Links	Rechts

Schweregrad
| 1 | 2 | 3 | 4 | 5 | 6 | 7 | 8 | 9 | 10 |

Start	Ende

Dauer

Körperstelle
Front	Rückseite
Links	Rechts

Schweregrad
| 1 | 2 | 3 | 4 | 5 | 6 | 7 | 8 | 9 | 10 |

Start	Ende

Dauer

Körperstelle
Front	Rückseite
Links	Rechts

Schweregrad
| 1 | 2 | 3 | 4 | 5 | 6 | 7 | 8 | 9 | 10 |

Energie
☆ ☆ ☆ ☆ ☆

Tätigkeit
☆ ☆ ☆ ☆ ☆

Schlaf
☆ ☆ ☆ ☆ ☆

Andere Symptome	Auslöser	Entlastungsmaßnahmen

Kommentare

Schmerz-Logbuch

Datum :-		Mon	Die	Mit	Don	Fre	Sam	Son

Schmerzbereich

Start	Ende		Körperstelle	
Dauer			Front	Rückseite
			Links	Rechts

Schweregrad									
1	2	3	4	5	6	7	8	9	10

Start	Ende		Körperstelle	
Dauer			Front	Rückseite
			Links	Rechts

Schweregrad									
1	2	3	4	5	6	7	8	9	10

Start	Ende		Körperstelle	
Dauer			Front	Rückseite
			Links	Rechts

Schweregrad									
1	2	3	4	5	6	7	8	9	10

Energie
☆ ☆ ☆ ☆

Tätigkeit
☆ ☆ ☆ ☆

Schlaf
☆ ☆ ☆ ☆

Andere Symptome	Auslöser	Entlastungsmaßnahmen

Kommentare

Schmerz-Logbuch

Datum :-	Mon	Die	Mit	Don	Fre	Sam	Son

Schmerzbereich

Start	Ende

Dauer

Körperstelle

Front	Rückseite
Links	Rechts

Schweregrad
1	2	3	4	5	6	7	8	9	10

Start	Ende

Dauer

Körperstelle

Front	Rückseite
Links	Rechts

Schweregrad
1	2	3	4	5	6	7	8	9	10

Start	Ende

Dauer

Körperstelle

Front	Rückseite
Links	Rechts

Schweregrad
1	2	3	4	5	6	7	8	9	10

Energie
☆ ☆ ☆ ☆ ☆

Tätigkeit
☆ ☆ ☆ ☆ ☆

Schlaf
☆ ☆ ☆ ☆ ☆

Andere Symptome	Auslöser	Entlastungsmaßnahmen

Kommentare

Schmerz-Logbuch

Datum :-		Mon	Die	Mit	Don	Fre	Sam	Son

Schmerzbereich

Start	Ende

Dauer

Körperstelle	
Front	Rückseite
Links	Rechts

Schweregrad									
1	2	3	4	5	6	7	8	9	10

Start	Ende

Dauer

Körperstelle	
Front	Rückseite
Links	Rechts

Schweregrad									
1	2	3	4	5	6	7	8	9	10

Start	Ende

Dauer

Körperstelle	
Front	Rückseite
Links	Rechts

Schweregrad									
1	2	3	4	5	6	7	8	9	10

Energie
☆ ☆ ☆ ☆ ☆

Tätigkeit
☆ ☆ ☆ ☆ ☆

Schlaf
☆ ☆ ☆ ☆ ☆

Andere Symptome	Auslöser	Entlastungsmaßnahmen

Kommentare

Schmerz-Logbuch

Datum :-		Mon	Die	Mit	Don	Fre	Sam	Son

Schmerzbereich

Start	Ende

Dauer

Körperstelle
Front	Rückseite
Links	Rechts

Schweregrad									
1	2	3	4	5	6	7	8	9	10

Start	Ende

Dauer

Körperstelle
Front	Rückseite
Links	Rechts

Schweregrad									
1	2	3	4	5	6	7	8	9	10

Start	Ende

Dauer

Körperstelle
Front	Rückseite
Links	Rechts

Schweregrad									
1	2	3	4	5	6	7	8	9	10

Energie
☆ ☆ ☆ ☆ ☆

Tätigkeit
☆ ☆ ☆ ☆ ☆

Schlaf
☆ ☆ ☆ ☆ ☆

Andere Symptome	Auslöser	Entlastungsmaßnahmen

Kommentare

Schmerz-Logbuch

Datum :-		Mon	Die	Mit	Don	Fre	Sam	Son

Schmerzbereich	Start	Ende	Körperstelle	
			Front	Rückseite
	Dauer		Links	Rechts

Schweregrad									
1	2	3	4	5	6	7	8	9	10

Start	Ende	Körperstelle	
		Front	Rückseite
Dauer		Links	Rechts

Schweregrad									
1	2	3	4	5	6	7	8	9	10

Start	Ende	Körperstelle	
		Front	Rückseite
Dauer		Links	Rechts

Schweregrad									
1	2	3	4	5	6	7	8	9	10

Energie
☆ ☆ ☆ ☆

Tätigkeit
☆ ☆ ☆ ☆

Schlaf
☆ ☆ ☆ ☆ ☆

Andere Symptome	Auslöser	Entlastungsmaßnahmen

Kommentare

Schmerz-Logbuch

Datum :- | Mon | Die | Mit | Don | Fre | Sam | Son

Schmerzbereich

Start	Ende

Dauer

Körperstelle
Front	Rückseite
Links	Rechts

Schweregrad
1	2	3	4	5	6	7	8	9	10

Start	Ende

Dauer

Körperstelle
Front	Rückseite
Links	Rechts

Schweregrad
1	2	3	4	5	6	7	8	9	10

Start	Ende

Dauer

Körperstelle
Front	Rückseite
Links	Rechts

Schweregrad
1	2	3	4	5	6	7	8	9	10

Energie
☆ ☆ ☆ ☆ ☆

Tätigkeit
☆ ☆ ☆ ☆ ☆

Schlaf
☆ ☆ ☆ ☆ ☆

Andere Symptome	Auslöser	Entlastungsmaßnahmen

Kommentare

Schmerz-Logbuch

Datum :-		Mon	Die	Mit	Don	Fre	Sam	Son

Schmerzbereich

Start	Ende		Körperstelle	
Dauer			Front	Rückseite
			Links	Rechts

Schweregrad									
1	2	3	4	5	6	7	8	9	10

Start	Ende		Körperstelle	
Dauer			Front	Rückseite
			Links	Rechts

Schweregrad									
1	2	3	4	5	6	7	8	9	10

Start	Ende		Körperstelle	
Dauer			Front	Rückseite
			Links	Rechts

Schweregrad									
1	2	3	4	5	6	7	8	9	10

Energie
☆ ☆ ☆ ☆

Tätigkeit
☆ ☆ ☆ ☆

Schlaf
☆ ☆ ☆ ☆

Andere Symptome	Auslöser	Entlastungsmaßnahmen

Kommentare

Schmerz-Logbuch

Datum :- | Mon | Die | Mit | Don | Fre | Sam | Son

Schmerzbereich

Start	Ende

Dauer

Körperstelle

Front	Rückseite
Links	Rechts

Schweregrad									
1	2	3	4	5	6	7	8	9	10

Start	Ende

Dauer

Körperstelle

Front	Rückseite
Links	Rechts

Schweregrad									
1	2	3	4	5	6	7	8	9	10

Energie
☆ ☆ ☆ ☆ ☆

Tätigkeit
☆ ☆ ☆ ☆ ☆

Schlaf
☆ ☆ ☆ ☆ ☆

Start	Ende

Dauer

Körperstelle

Front	Rückseite
Links	Rechts

Schweregrad									
1	2	3	4	5	6	7	8	9	10

Andere Symptome	Auslöser	Entlastungsmaßnahmen

Kommentare

Schmerz-Logbuch

Datum :-	Mon	Die	Mit	Don	Fre	Sam	Son

Schmerzbereich

Start	Ende

Dauer

Körperstelle	
Front	Rückseite
Links	Rechts

Schweregrad									
1	2	3	4	5	6	7	8	9	10

Start	Ende

Dauer

Körperstelle	
Front	Rückseite
Links	Rechts

Schweregrad									
1	2	3	4	5	6	7	8	9	10

Start	Ende

Dauer

Körperstelle	
Front	Rückseite
Links	Rechts

Schweregrad									
1	2	3	4	5	6	7	8	9	10

Energie
☆ ☆ ☆ ☆

Tätigkeit
☆ ☆ ☆ ☆

Schlaf
☆ ☆ ☆ ☆ ☆

Andere Symptome	Auslöser	Entlastungsmaßnahmen

Kommentare

Schmerz-Logbuch

Datum :-		Mon	Die	Mit	Don	Fre	Sam	Son

Schmerzbereich

Start	Ende		Körperstelle	
Dauer			Front	Rückseite
			Links	Rechts

Schweregrad									
1	2	3	4	5	6	7	8	9	10

Start	Ende		Körperstelle	
Dauer			Front	Rückseite
			Links	Rechts

Schweregrad									
1	2	3	4	5	6	7	8	9	10

Start	Ende		Körperstelle	
Dauer			Front	Rückseite
			Links	Rechts

Schweregrad									
1	2	3	4	5	6	7	8	9	10

Energie
☆ ☆ ☆ ☆ ☆

Tätigkeit
☆ ☆ ☆ ☆ ☆

Schlaf
☆ ☆ ☆ ☆ ☆

Andere Symptome	Auslöser	Entlastungsmaßnahmen

Kommentare

Schmerz-Logbuch

Datum :-		Mon	Die	Mit	Don	Fre	Sam	Son

Schmerzbereich

Start	Ende		Körperstelle	
Dauer			Front	Rückseite
			Links	Rechts

Schweregrad									
1	2	3	4	5	6	7	8	9	10

Start	Ende		Körperstelle	
Dauer			Front	Rückseite
			Links	Rechts

Schweregrad									
1	2	3	4	5	6	7	8	9	10

Start	Ende		Körperstelle	
Dauer			Front	Rückseite
			Links	Rechts

Schweregrad									
1	2	3	4	5	6	7	8	9	10

Energie
☆ ☆ ☆ ☆ ☆

Tätigkeit
☆ ☆ ☆ ☆ ☆

Schlaf
☆ ☆ ☆ ☆ ☆

Andere Symptome	Auslöser	Entlastungsmaßnahmen

Kommentare

Schmerz-Logbuch

Datum :-		Mon	Die	Mit	Don	Fre	Sam	Son

Schmerzbereich

Start	Ende

Dauer

Körperstelle

Front	Rückseite
Links	Rechts

Schweregrad									
1	2	3	4	5	6	7	8	9	10

Start	Ende

Dauer

Körperstelle

Front	Rückseite
Links	Rechts

Schweregrad									
1	2	3	4	5	6	7	8	9	10

Start	Ende

Dauer

Körperstelle

Front	Rückseite
Links	Rechts

Schweregrad									
1	2	3	4	5	6	7	8	9	10

Energie
☆ ☆ ☆ ☆ ☆

Tätigkeit
☆ ☆ ☆ ☆ ☆

Schlaf
☆ ☆ ☆ ☆ ☆

Andere Symptome	Auslöser	Entlastungsmaßnahmen

Kommentare

Schmerz-Logbuch

Datum :-		Mon	Die	Mit	Don	Fre	Sam	Son

Schmerzbereich

Start	Ende		Körperstelle	
Dauer			Front	Rückseite
			Links	Rechts

Schweregrad									
1	2	3	4	5	6	7	8	9	10

Start	Ende		Körperstelle	
Dauer			Front	Rückseite
			Links	Rechts

Schweregrad									
1	2	3	4	5	6	7	8	9	10

Start	Ende		Körperstelle	
Dauer			Front	Rückseite
			Links	Rechts

Schweregrad									
1	2	3	4	5	6	7	8	9	10

Energie
☆ ☆ ☆ ☆ ☆

Tätigkeit
☆ ☆ ☆ ☆ ☆

Schlaf
☆ ☆ ☆ ☆ ☆

Andere Symptome	Auslöser	Entlastungsmaßnahmen

Kommentare

Schmerz-Logbuch

Datum :-	Mon	Die	Mit	Don	Fre	Sam	Son

Schmerzbereich

Start	Ende	Körperstelle	
Dauer		Front	Rückseite
		Links	Rechts

Schweregrad
1	2	3	4	5	6	7	8	9	10

Start	Ende	Körperstelle	
Dauer		Front	Rückseite
		Links	Rechts

Schweregrad
1	2	3	4	5	6	7	8	9	10

Start	Ende	Körperstelle	
Dauer		Front	Rückseite
		Links	Rechts

Schweregrad
1	2	3	4	5	6	7	8	9	10

Energie
☆ ☆ ☆ ☆ ☆

Tätigkeit
☆ ☆ ☆ ☆ ☆

Schlaf
☆ ☆ ☆ ☆ ☆

Andere Symptome	Auslöser	Entlastungsmaßnahmen

Kommentare

Schmerz-Logbuch

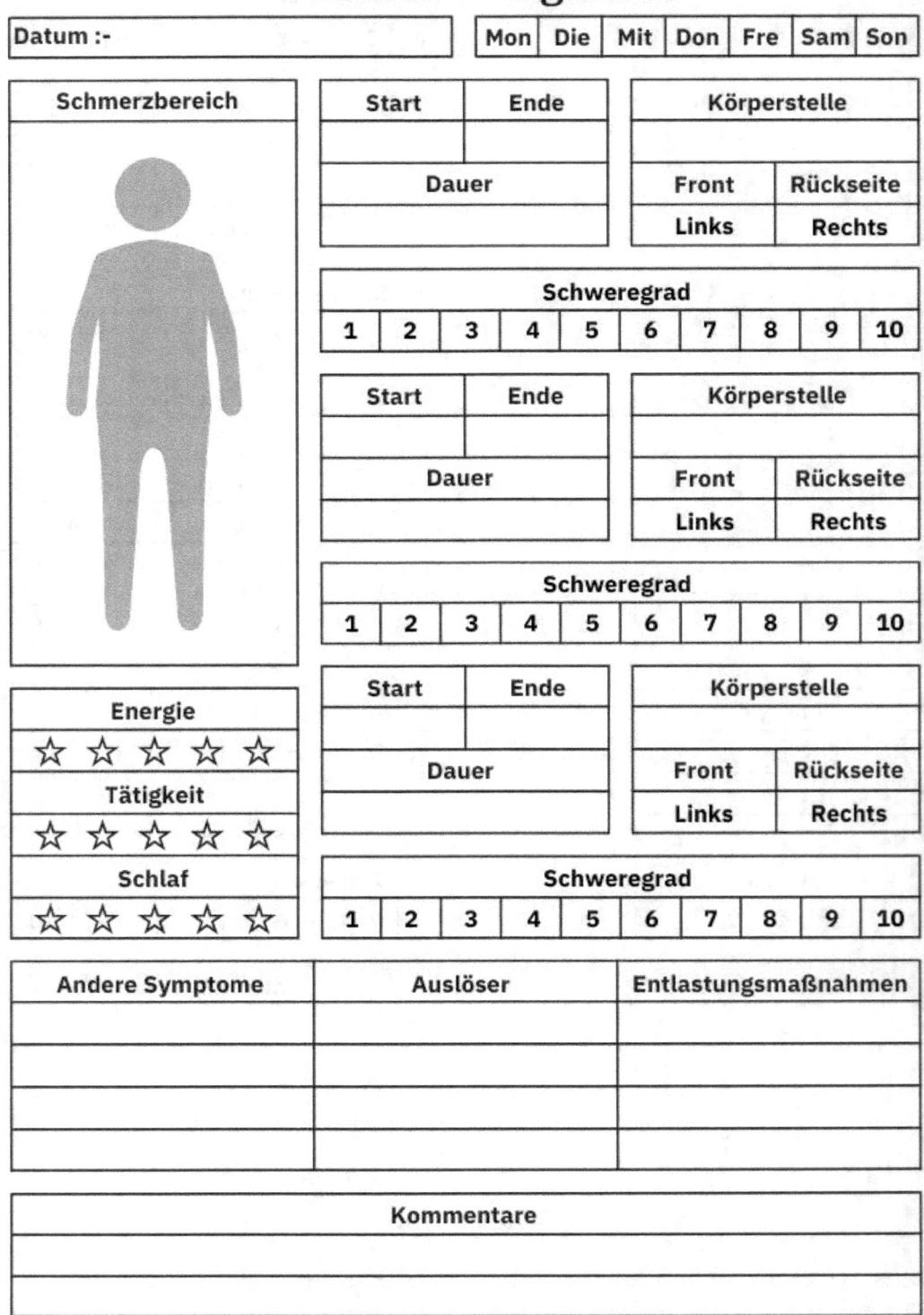

Schmerz-Logbuch

Datum :-	Mon	Die	Mit	Don	Fre	Sam	Son

Schmerzbereich

Start	Ende		Körperstelle	
Dauer			Front	Rückseite
			Links	Rechts

Schweregrad
1	2	3	4	5	6	7	8	9	10

Start	Ende		Körperstelle	
Dauer			Front	Rückseite
			Links	Rechts

Schweregrad
1	2	3	4	5	6	7	8	9	10

Start	Ende		Körperstelle	
Dauer			Front	Rückseite
			Links	Rechts

Schweregrad
1	2	3	4	5	6	7	8	9	10

Energie
☆ ☆ ☆ ☆ ☆

Tätigkeit
☆ ☆ ☆ ☆ ☆

Schlaf
☆ ☆ ☆ ☆ ☆

Andere Symptome	Auslöser	Entlastungsmaßnahmen

Kommentare

Schmerz-Logbuch

Datum :-	Mon	Die	Mit	Don	Fre	Sam	Son

Schmerzbereich

Start	Ende		Körperstelle	
Dauer			Front	Rückseite
			Links	Rechts

Schweregrad									
1	2	3	4	5	6	7	8	9	10

Start	Ende		Körperstelle	
Dauer			Front	Rückseite
			Links	Rechts

Schweregrad									
1	2	3	4	5	6	7	8	9	10

Start	Ende		Körperstelle	
Dauer			Front	Rückseite
			Links	Rechts

Schweregrad									
1	2	3	4	5	6	7	8	9	10

Energie
☆ ☆ ☆ ☆

Tätigkeit
☆ ☆ ☆ ☆

Schlaf
☆ ☆ ☆ ☆ ☆

Andere Symptome	Auslöser	Entlastungsmaßnahmen

Kommentare

Schmerz-Logbuch

Datum :-		Mon	Die	Mit	Don	Fre	Sam	Son

Schmerzbereich

Start	Ende

Dauer

Körperstelle	
Front	Rückseite
Links	Rechts

Schweregrad									
1	2	3	4	5	6	7	8	9	10

Start	Ende

Dauer

Körperstelle	
Front	Rückseite
Links	Rechts

Schweregrad									
1	2	3	4	5	6	7	8	9	10

Start	Ende

Dauer

Körperstelle	
Front	Rückseite
Links	Rechts

Schweregrad									
1	2	3	4	5	6	7	8	9	10

Energie
☆ ☆ ☆ ☆ ☆

Tätigkeit
☆ ☆ ☆ ☆ ☆

Schlaf
☆ ☆ ☆ ☆ ☆

Andere Symptome	Auslöser	Entlastungsmaßnahmen

Kommentare

Schmerz-Logbuch

Datum :-		Mon	Die	Mit	Don	Fre	Sam	Son

Schmerzbereich

Start	Ende

Dauer

Körperstelle	
Front	Rückseite
Links	Rechts

Schweregrad									
1	2	3	4	5	6	7	8	9	10

Start	Ende

Dauer

Körperstelle	
Front	Rückseite
Links	Rechts

Schweregrad									
1	2	3	4	5	6	7	8	9	10

Start	Ende

Dauer

Körperstelle	
Front	Rückseite
Links	Rechts

Schweregrad									
1	2	3	4	5	6	7	8	9	10

Energie
☆ ☆ ☆ ☆

Tätigkeit
☆ ☆ ☆ ☆

Schlaf
☆ ☆ ☆ ☆

Andere Symptome	Auslöser	Entlastungsmaßnahmen

Kommentare

Schmerz-Logbuch

Datum :-		Mon	Die	Mit	Don	Fre	Sam	Son

Schmerzbereich

Start	Ende		Körperstelle	
Dauer			Front	Rückseite
			Links	Rechts

Schweregrad									
1	2	3	4	5	6	7	8	9	10

Start	Ende		Körperstelle	
Dauer			Front	Rückseite
			Links	Rechts

Schweregrad									
1	2	3	4	5	6	7	8	9	10

Start	Ende		Körperstelle	
Dauer			Front	Rückseite
			Links	Rechts

Schweregrad									
1	2	3	4	5	6	7	8	9	10

Energie
☆ ☆ ☆ ☆ ☆

Tätigkeit
☆ ☆ ☆ ☆ ☆

Schlaf
☆ ☆ ☆ ☆ ☆

Andere Symptome	Auslöser	Entlastungsmaßnahmen

Kommentare

Schmerz-Logbuch

Datum :-		Mon	Die	Mit	Don	Fre	Sam	Son

Schmerzbereich

Start	Ende

Dauer

Körperstelle

Front	Rückseite
Links	Rechts

Schweregrad									
1	2	3	4	5	6	7	8	9	10

Start	Ende

Dauer

Körperstelle

Front	Rückseite
Links	Rechts

Schweregrad									
1	2	3	4	5	6	7	8	9	10

Start	Ende

Dauer

Körperstelle

Front	Rückseite
Links	Rechts

Schweregrad									
1	2	3	4	5	6	7	8	9	10

Energie
☆ ☆ ☆ ☆ ☆

Tätigkeit
☆ ☆ ☆ ☆ ☆

Schlaf
☆ ☆ ☆ ☆ ☆

Andere Symptome	Auslöser	Entlastungsmaßnahmen

Kommentare

Schmerz-Logbuch

Datum :-		Mon	Die	Mit	Don	Fre	Sam	Son

Schmerzbereich

Start	Ende		Körperstelle	
Dauer			Front	Rückseite
			Links	Rechts

Schweregrad									
1	2	3	4	5	6	7	8	9	10

Start	Ende		Körperstelle	
Dauer			Front	Rückseite
			Links	Rechts

Schweregrad									
1	2	3	4	5	6	7	8	9	10

Start	Ende		Körperstelle	
Dauer			Front	Rückseite
			Links	Rechts

Schweregrad									
1	2	3	4	5	6	7	8	9	10

Energie
☆ ☆ ☆ ☆ ☆

Tätigkeit
☆ ☆ ☆ ☆ ☆

Schlaf
☆ ☆ ☆ ☆ ☆

Andere Symptome	Auslöser	Entlastungsmaßnahmen

Kommentare

Schmerz-Logbuch

Datum :-		Mon	Die	Mit	Don	Fre	Sam	Son

Schmerzbereich

Start	Ende	Körperstelle	
Dauer		Front	Rückseite
		Links	Rechts

Schweregrad									
1	2	3	4	5	6	7	8	9	10

Start	Ende	Körperstelle	
Dauer		Front	Rückseite
		Links	Rechts

Schweregrad									
1	2	3	4	5	6	7	8	9	10

Start	Ende	Körperstelle	
Dauer		Front	Rückseite
		Links	Rechts

Schweregrad									
1	2	3	4	5	6	7	8	9	10

Energie
☆ ☆ ☆ ☆

Tätigkeit
☆ ☆ ☆ ☆

Schlaf
☆ ☆ ☆ ☆ ☆

Andere Symptome	Auslöser	Entlastungsmaßnahmen

Kommentare

Schmerz-Logbuch

Datum :- _____ | Mon | Die | Mit | Don | Fre | Sam | Son |

Schmerzbereich

Start	Ende

Dauer

Körperstelle
Front	Rückseite
Links	Rechts

Schweregrad										
1	2	3	4	5	6	7	8	9	10	

Start	Ende

Dauer

Körperstelle
Front	Rückseite
Links	Rechts

Schweregrad										
1	2	3	4	5	6	7	8	9	10	

Start	Ende

Dauer

Körperstelle
Front	Rückseite
Links	Rechts

Schweregrad										
1	2	3	4	5	6	7	8	9	10	

Energie
☆ ☆ ☆ ☆ ☆

Tätigkeit
☆ ☆ ☆ ☆ ☆

Schlaf
☆ ☆ ☆ ☆ ☆

Andere Symptome	Auslöser	Entlastungsmaßnahmen

Kommentare
_____
_____

Schmerz-Logbuch

Datum :-	Mon	Die	Mit	Don	Fre	Sam	Son

Schmerzbereich

Start	Ende		Körperstelle	
Dauer			Front	Rückseite
			Links	Rechts

Schweregrad									
1	2	3	4	5	6	7	8	9	10

Start	Ende		Körperstelle	
Dauer			Front	Rückseite
			Links	Rechts

Schweregrad									
1	2	3	4	5	6	7	8	9	10

Start	Ende		Körperstelle	
Dauer			Front	Rückseite
			Links	Rechts

Schweregrad									
1	2	3	4	5	6	7	8	9	10

Energie
☆ ☆ ☆ ☆

Tätigkeit
☆ ☆ ☆ ☆

Schlaf
☆ ☆ ☆ ☆

Andere Symptome	Auslöser	Entlastungsmaßnahmen

Kommentare

Schmerz-Logbuch

Datum :-	Mon	Die	Mit	Don	Fre	Sam	Son

Schmerzbereich

Start	Ende		Körperstelle	
Dauer			Front	Rückseite
			Links	Rechts

Schweregrad									
1	2	3	4	5	6	7	8	9	10

Start	Ende		Körperstelle	
Dauer			Front	Rückseite
			Links	Rechts

Schweregrad									
1	2	3	4	5	6	7	8	9	10

Start	Ende		Körperstelle	
Dauer			Front	Rückseite
			Links	Rechts

Schweregrad									
1	2	3	4	5	6	7	8	9	10

Energie
☆ ☆ ☆ ☆ ☆

Tätigkeit
☆ ☆ ☆ ☆ ☆

Schlaf
☆ ☆ ☆ ☆ ☆

Andere Symptome	Auslöser	Entlastungsmaßnahmen

Kommentare

Schmerz-Logbuch

Datum :-		Mon	Die	Mit	Don	Fre	Sam	Son

Schmerzbereich

Start	Ende

Dauer

Körperstelle	
Front	Rückseite
Links	Rechts

Schweregrad									
1	2	3	4	5	6	7	8	9	10

Start	Ende

Dauer

Körperstelle	
Front	Rückseite
Links	Rechts

Schweregrad									
1	2	3	4	5	6	7	8	9	10

Start	Ende

Dauer

Körperstelle	
Front	Rückseite
Links	Rechts

Schweregrad									
1	2	3	4	5	6	7	8	9	10

Energie
☆ ☆ ☆ ☆ ☆

Tätigkeit
☆ ☆ ☆ ☆ ☆

Schlaf
☆ ☆ ☆ ☆ ☆

Andere Symptome	Auslöser	Entlastungsmaßnahmen

Kommentare

Schmerz-Logbuch

Datum :-		Mon	Die	Mit	Don	Fre	Sam	Son

Schmerzbereich

Start	Ende		Körperstelle	
Dauer			Front	Rückseite
			Links	Rechts

Schweregrad									
1	2	3	4	5	6	7	8	9	10

Start	Ende		Körperstelle	
Dauer			Front	Rückseite
			Links	Rechts

Schweregrad									
1	2	3	4	5	6	7	8	9	10

Start	Ende		Körperstelle	
Dauer			Front	Rückseite
			Links	Rechts

Schweregrad									
1	2	3	4	5	6	7	8	9	10

Energie
☆ ☆ ☆ ☆ ☆

Tätigkeit
☆ ☆ ☆ ☆ ☆

Schlaf
☆ ☆ ☆ ☆ ☆

Andere Symptome	Auslöser	Entlastungsmaßnahmen

Kommentare

Schmerz-Logbuch

Datum :-		Mon	Die	Mit	Don	Fre	Sam	Son

Schmerzbereich	Start	Ende	Körperstelle	
	Dauer		Front	Rückseite
			Links	Rechts

Schweregrad									
1	2	3	4	5	6	7	8	9	10

Start	Ende	Körperstelle	
Dauer		Front	Rückseite
		Links	Rechts

Schweregrad									
1	2	3	4	5	6	7	8	9	10

Start	Ende	Körperstelle	
Dauer		Front	Rückseite
		Links	Rechts

Energie
☆ ☆ ☆ ☆

Tätigkeit
☆ ☆ ☆ ☆

Schlaf
☆ ☆ ☆ ☆ ☆

Schweregrad									
1	2	3	4	5	6	7	8	9	10

Andere Symptome	Auslöser	Entlastungsmaßnahmen

Kommentare

Schmerz-Logbuch

Datum :-		Mon	Die	Mit	Don	Fre	Sam	Son

Schmerzbereich

Start	Ende

Dauer

Körperstelle	
Front	Rückseite
Links	Rechts

Schweregrad									
1	2	3	4	5	6	7	8	9	10

Start	Ende

Dauer

Körperstelle	
Front	Rückseite
Links	Rechts

Schweregrad									
1	2	3	4	5	6	7	8	9	10

Start	Ende

Dauer

Körperstelle	
Front	Rückseite
Links	Rechts

Schweregrad									
1	2	3	4	5	6	7	8	9	10

Energie
☆ ☆ ☆ ☆ ☆

Tätigkeit
☆ ☆ ☆ ☆ ☆

Schlaf
☆ ☆ ☆ ☆ ☆

Andere Symptome	Auslöser	Entlastungsmaßnahmen

Kommentare

Schmerz-Logbuch

Datum :-	Mon	Die	Mit	Don	Fre	Sam	Son

Schmerzbereich

Start	Ende	Körperstelle	
Dauer		Front	Rückseite
		Links	Rechts

Schweregrad									
1	2	3	4	5	6	7	8	9	10

Start	Ende	Körperstelle	
Dauer		Front	Rückseite
		Links	Rechts

Schweregrad									
1	2	3	4	5	6	7	8	9	10

Start	Ende	Körperstelle	
Dauer		Front	Rückseite
		Links	Rechts

Schweregrad									
1	2	3	4	5	6	7	8	9	10

Energie
☆ ☆ ☆ ☆

Tätigkeit
☆ ☆ ☆ ☆

Schlaf
☆ ☆ ☆ ☆

Andere Symptome	Auslöser	Entlastungsmaßnahmen

Kommentare

Schmerz-Logbuch

Datum :-	Mon	Die	Mit	Don	Fre	Sam	Son

Schmerzbereich

Start	Ende

Dauer

Körperstelle	
Front	Rückseite
Links	Rechts

Schweregrad									
1	2	3	4	5	6	7	8	9	10

Start	Ende

Dauer

Körperstelle	
Front	Rückseite
Links	Rechts

Schweregrad									
1	2	3	4	5	6	7	8	9	10

Start	Ende

Dauer

Körperstelle	
Front	Rückseite
Links	Rechts

Schweregrad									
1	2	3	4	5	6	7	8	9	10

Energie
☆ ☆ ☆ ☆ ☆

Tätigkeit
☆ ☆ ☆ ☆ ☆

Schlaf
☆ ☆ ☆ ☆ ☆

Andere Symptome	Auslöser	Entlastungsmaßnahmen

Kommentare

Schmerz-Logbuch

Datum :-		Mon	Die	Mit	Don	Fre	Sam	Son

Schmerzbereich

Start	Ende		Körperstelle	
Dauer			Front	Rückseite
			Links	Rechts

Schweregrad									
1	2	3	4	5	6	7	8	9	10

Start	Ende		Körperstelle	
Dauer			Front	Rückseite
			Links	Rechts

Schweregrad									
1	2	3	4	5	6	7	8	9	10

Start	Ende		Körperstelle	
Dauer			Front	Rückseite
			Links	Rechts

Schweregrad									
1	2	3	4	5	6	7	8	9	10

Energie
☆ ☆ ☆ ☆ ☆

Tätigkeit
☆ ☆ ☆ ☆ ☆

Schlaf
☆ ☆ ☆ ☆ ☆

Andere Symptome	Auslöser	Entlastungsmaßnahmen

Kommentare

Schmerz-Logbuch

Datum :-	Mon	Die	Mit	Don	Fre	Sam	Son

Schmerzbereich

Start	Ende		Körperstelle	
Dauer			Front	Rückseite
			Links	Rechts

Schweregrad									
1	2	3	4	5	6	7	8	9	10

Start	Ende		Körperstelle	
Dauer			Front	Rückseite
			Links	Rechts

Schweregrad									
1	2	3	4	5	6	7	8	9	10

Start	Ende		Körperstelle	
Dauer			Front	Rückseite
			Links	Rechts

Schweregrad									
1	2	3	4	5	6	7	8	9	10

Energie
☆ ☆ ☆ ☆ ☆

Tätigkeit
☆ ☆ ☆ ☆ ☆

Schlaf
☆ ☆ ☆ ☆ ☆

Andere Symptome	Auslöser	Entlastungsmaßnahmen

Kommentare

Schmerz-Logbuch

Datum :-		Mon	Die	Mit	Don	Fre	Sam	Son

Schmerzbereich

Start	Ende

Dauer

Körperstelle	
Front	Rückseite
Links	Rechts

Schweregrad									
1	2	3	4	5	6	7	8	9	10

Start	Ende

Dauer

Körperstelle	
Front	Rückseite
Links	Rechts

Schweregrad									
1	2	3	4	5	6	7	8	9	10

Start	Ende

Dauer

Körperstelle	
Front	Rückseite
Links	Rechts

Schweregrad									
1	2	3	4	5	6	7	8	9	10

Energie
☆ ☆ ☆ ☆ ☆

Tätigkeit
☆ ☆ ☆ ☆ ☆

Schlaf
☆ ☆ ☆ ☆ ☆

Andere Symptome	Auslöser	Entlastungsmaßnahmen

Kommentare

Schmerz-Logbuch

Datum :-		Mon	Die	Mit	Don	Fre	Sam	Son

Schmerzbereich

Start	Ende		Körperstelle	
Dauer			Front	Rückseite
			Links	Rechts

Schweregrad									
1	2	3	4	5	6	7	8	9	10

Start	Ende		Körperstelle	
Dauer			Front	Rückseite
			Links	Rechts

Schweregrad									
1	2	3	4	5	6	7	8	9	10

Start	Ende		Körperstelle	
Dauer			Front	Rückseite
			Links	Rechts

Schweregrad									
1	2	3	4	5	6	7	8	9	10

Energie
☆ ☆ ☆ ☆ ☆

Tätigkeit
☆ ☆ ☆ ☆ ☆

Schlaf
☆ ☆ ☆ ☆ ☆

Andere Symptome	Auslöser	Entlastungsmaßnahmen

Kommentare

Schmerz-Logbuch

Datum :-	Mon	Die	Mit	Don	Fre	Sam	Son

Schmerzbereich

Start	Ende		Körperstelle	
Dauer			Front	Rückseite
			Links	Rechts

Schweregrad									
1	2	3	4	5	6	7	8	9	10

Start	Ende		Körperstelle	
Dauer			Front	Rückseite
			Links	Rechts

Schweregrad									
1	2	3	4	5	6	7	8	9	10

Start	Ende		Körperstelle	
Dauer			Front	Rückseite
			Links	Rechts

Schweregrad									
1	2	3	4	5	6	7	8	9	10

Energie
☆ ☆ ☆ ☆ ☆

Tätigkeit
☆ ☆ ☆ ☆ ☆

Schlaf
☆ ☆ ☆ ☆ ☆

Andere Symptome	Auslöser	Entlastungsmaßnahmen

Kommentare

Schmerz-Logbuch

Datum :-		Mon	Die	Mit	Don	Fre	Sam	Son

Schmerzbereich	Start	Ende	Körperstelle	
	Dauer		Front	Rückseite
			Links	Rechts

Schweregrad									
1	2	3	4	5	6	7	8	9	10

Start	Ende	Körperstelle	
Dauer		Front	Rückseite
		Links	Rechts

Schweregrad									
1	2	3	4	5	6	7	8	9	10

Start	Ende	Körperstelle	
Dauer		Front	Rückseite
		Links	Rechts

Schweregrad									
1	2	3	4	5	6	7	8	9	10

Energie
☆ ☆ ☆ ☆ ☆

Tätigkeit
☆ ☆ ☆ ☆ ☆

Schlaf
☆ ☆ ☆ ☆ ☆

Andere Symptome	Auslöser	Entlastungsmaßnahmen

Kommentare

Schmerz-Logbuch

Datum :-		Mon	Die	Mit	Don	Fre	Sam	Son

Schmerzbereich

Start	Ende		Körperstelle	
Dauer			Front	Rückseite
			Links	Rechts

Schweregrad									
1	2	3	4	5	6	7	8	9	10

Start	Ende		Körperstelle	
Dauer			Front	Rückseite
			Links	Rechts

Schweregrad									
1	2	3	4	5	6	7	8	9	10

Start	Ende		Körperstelle	
Dauer			Front	Rückseite
			Links	Rechts

Schweregrad									
1	2	3	4	5	6	7	8	9	10

Energie
☆ ☆ ☆ ☆ ☆

Tätigkeit
☆ ☆ ☆ ☆ ☆

Schlaf
☆ ☆ ☆ ☆ ☆

Andere Symptome	Auslöser	Entlastungsmaßnahmen

Kommentare

Schmerz-Logbuch

Datum :-		Mon	Die	Mit	Don	Fre	Sam	Son

Schmerzbereich

Start	Ende		Körperstelle	
Dauer			Front	Rückseite
			Links	Rechts

Schweregrad									
1	2	3	4	5	6	7	8	9	10

Start	Ende		Körperstelle	
Dauer			Front	Rückseite
			Links	Rechts

Schweregrad									
1	2	3	4	5	6	7	8	9	10

Start	Ende		Körperstelle	
Dauer			Front	Rückseite
			Links	Rechts

Schweregrad									
1	2	3	4	5	6	7	8	9	10

Energie
☆ ☆ ☆ ☆ ☆

Tätigkeit
☆ ☆ ☆ ☆ ☆

Schlaf
☆ ☆ ☆ ☆ ☆

Andere Symptome	Auslöser	Entlastungsmaßnahmen

Kommentare

Schmerz-Logbuch

Datum :-		Mon	Die	Mit	Don	Fre	Sam	Son

Schmerzbereich

Start	Ende

Dauer

Körperstelle	
Front	Rückseite
Links	Rechts

Schweregrad									
1	2	3	4	5	6	7	8	9	10

Start	Ende

Dauer

Körperstelle	
Front	Rückseite
Links	Rechts

Schweregrad									
1	2	3	4	5	6	7	8	9	10

Start	Ende

Dauer

Körperstelle	
Front	Rückseite
Links	Rechts

Schweregrad									
1	2	3	4	5	6	7	8	9	10

Energie
☆ ☆ ☆ ☆ ☆

Tätigkeit
☆ ☆ ☆ ☆ ☆

Schlaf
☆ ☆ ☆ ☆ ☆

Andere Symptome	Auslöser	Entlastungsmaßnahmen

Kommentare

Schmerz-Logbuch

Datum :-		Mon	Die	Mit	Don	Fre	Sam	Son

Schmerzbereich

Start	Ende

Dauer

Körperstelle	
Front	Rückseite
Links	Rechts

Schweregrad									
1	2	3	4	5	6	7	8	9	10

Start	Ende

Dauer

Körperstelle	
Front	Rückseite
Links	Rechts

Schweregrad									
1	2	3	4	5	6	7	8	9	10

Start	Ende

Dauer

Körperstelle	
Front	Rückseite
Links	Rechts

Schweregrad									
1	2	3	4	5	6	7	8	9	10

Energie
☆ ☆ ☆ ☆ ☆

Tätigkeit
☆ ☆ ☆ ☆ ☆

Schlaf
☆ ☆ ☆ ☆ ☆

Andere Symptome	Auslöser	Entlastungsmaßnahmen

Kommentare

Schmerz-Logbuch

Datum :-		Mon	Die	Mit	Don	Fre	Sam	Son

Schmerzbereich

Start	Ende

Körperstelle	
Front	Rückseite
Links	Rechts

Dauer

Schweregrad									
1	2	3	4	5	6	7	8	9	10

Start	Ende

Körperstelle	
Front	Rückseite
Links	Rechts

Dauer

Schweregrad									
1	2	3	4	5	6	7	8	9	10

Start	Ende

Körperstelle	
Front	Rückseite
Links	Rechts

Dauer

Schweregrad									
1	2	3	4	5	6	7	8	9	10

Energie
☆ ☆ ☆ ☆

Tätigkeit
☆ ☆ ☆ ☆

Schlaf
☆ ☆ ☆ ☆

Andere Symptome	Auslöser	Entlastungsmaßnahmen

Kommentare

Schmerz-Logbuch

Datum :-		Mon	Die	Mit	Don	Fre	Sam	Son

Schmerzbereich

Start	Ende	Körperstelle	
		Front	Rückseite
Dauer		Links	Rechts

Schweregrad									
1	2	3	4	5	6	7	8	9	10

Start	Ende	Körperstelle	
		Front	Rückseite
Dauer		Links	Rechts

Schweregrad									
1	2	3	4	5	6	7	8	9	10

Start	Ende	Körperstelle	
		Front	Rückseite
Dauer		Links	Rechts

Schweregrad									
1	2	3	4	5	6	7	8	9	10

Energie
☆ ☆ ☆ ☆ ☆

Tätigkeit
☆ ☆ ☆ ☆ ☆

Schlaf
☆ ☆ ☆ ☆ ☆

Andere Symptome	Auslöser	Entlastungsmaßnahmen

Kommentare

Schmerz-Logbuch

Datum :-		Mon	Die	Mit	Don	Fre	Sam	Son

Schmerzbereich

Start	Ende

Dauer

Körperstelle

Front	Rückseite
Links	Rechts

Schweregrad									
1	2	3	4	5	6	7	8	9	10

Start	Ende

Dauer

Körperstelle

Front	Rückseite
Links	Rechts

Schweregrad									
1	2	3	4	5	6	7	8	9	10

Start	Ende

Dauer

Körperstelle

Front	Rückseite
Links	Rechts

Schweregrad									
1	2	3	4	5	6	7	8	9	10

Energie
☆ ☆ ☆ ☆ ☆

Tätigkeit
☆ ☆ ☆ ☆ ☆

Schlaf
☆ ☆ ☆ ☆ ☆

Andere Symptome	Auslöser	Entlastungsmaßnahmen

Kommentare

Schmerz-Logbuch

Datum :-		Mon	Die	Mit	Don	Fre	Sam	Son

Schmerzbereich

Start	Ende
Dauer	

Körperstelle	
Front	Rückseite
Links	Rechts

Schweregrad									
1	2	3	4	5	6	7	8	9	10

Start	Ende
Dauer	

Körperstelle	
Front	Rückseite
Links	Rechts

Schweregrad									
1	2	3	4	5	6	7	8	9	10

Start	Ende
Dauer	

Körperstelle	
Front	Rückseite
Links	Rechts

Schweregrad									
1	2	3	4	5	6	7	8	9	10

Energie
☆ ☆ ☆ ☆ ☆

Tätigkeit
☆ ☆ ☆ ☆ ☆

Schlaf
☆ ☆ ☆ ☆ ☆

Andere Symptome	Auslöser	Entlastungsmaßnahmen

Kommentare

Schmerz-Logbuch

Datum :-		Mon	Die	Mit	Don	Fre	Sam	Son

Schmerzbereich

Start	Ende

Dauer

Körperstelle	
Front	Rückseite
Links	Rechts

Schweregrad									
1	2	3	4	5	6	7	8	9	10

Start	Ende

Dauer

Körperstelle	
Front	Rückseite
Links	Rechts

Schweregrad									
1	2	3	4	5	6	7	8	9	10

Start	Ende

Dauer

Körperstelle	
Front	Rückseite
Links	Rechts

Schweregrad									
1	2	3	4	5	6	7	8	9	10

Energie
☆ ☆ ☆ ☆

Tätigkeit
☆ ☆ ☆ ☆

Schlaf
☆ ☆ ☆ ☆ ☆

Andere Symptome	Auslöser	Entlastungsmaßnahmen

Kommentare

Schmerz-Logbuch

Datum :-		Mon	Die	Mit	Don	Fre	Sam	Son

Schmerzbereich

Start	Ende

Dauer

Körperstelle

Front	Rückseite
Links	Rechts

Schweregrad
1	2	3	4	5	6	7	8	9	10

Start	Ende

Dauer

Körperstelle

Front	Rückseite
Links	Rechts

Schweregrad
1	2	3	4	5	6	7	8	9	10

Start	Ende

Dauer

Körperstelle

Front	Rückseite
Links	Rechts

Schweregrad
1	2	3	4	5	6	7	8	9	10

Energie
☆ ☆ ☆ ☆ ☆

Tätigkeit
☆ ☆ ☆ ☆ ☆

Schlaf
☆ ☆ ☆ ☆ ☆

Andere Symptome	Auslöser	Entlastungsmaßnahmen

Kommentare

Schmerz-Logbuch

Datum :-		Mon	Die	Mit	Don	Fre	Sam	Son

Schmerzbereich

Start	Ende		Körperstelle	
Dauer			Front	Rückseite
			Links	Rechts

Schweregrad									
1	2	3	4	5	6	7	8	9	10

Start	Ende		Körperstelle	
Dauer			Front	Rückseite
			Links	Rechts

Schweregrad									
1	2	3	4	5	6	7	8	9	10

Start	Ende		Körperstelle	
Dauer			Front	Rückseite
			Links	Rechts

Schweregrad									
1	2	3	4	5	6	7	8	9	10

Energie
☆ ☆ ☆ ☆

Tätigkeit
☆ ☆ ☆ ☆

Schlaf
☆ ☆ ☆ ☆

Andere Symptome	Auslöser	Entlastungsmaßnahmen

Kommentare

Schmerz-Logbuch

Datum :-	Mon	Die	Mit	Don	Fre	Sam	Son

Schmerzbereich

Start	Ende		Körperstelle	
Dauer			Front	Rückseite
			Links	Rechts

Schweregrad									
1	2	3	4	5	6	7	8	9	10

Start	Ende		Körperstelle	
Dauer			Front	Rückseite
			Links	Rechts

Schweregrad									
1	2	3	4	5	6	7	8	9	10

Start	Ende		Körperstelle	
Dauer			Front	Rückseite
			Links	Rechts

Schweregrad									
1	2	3	4	5	6	7	8	9	10

Energie
☆ ☆ ☆ ☆ ☆

Tätigkeit
☆ ☆ ☆ ☆ ☆

Schlaf
☆ ☆ ☆ ☆ ☆

Andere Symptome	Auslöser	Entlastungsmaßnahmen

Kommentare

Schmerz-Logbuch

Datum :-		Mon	Die	Mit	Don	Fre	Sam	Son

Schmerzbereich

Start	Ende	Körperstelle	
Dauer		Front	Rückseite
		Links	Rechts

Schweregrad									
1	2	3	4	5	6	7	8	9	10

Start	Ende	Körperstelle	
Dauer		Front	Rückseite
		Links	Rechts

Schweregrad									
1	2	3	4	5	6	7	8	9	10

Start	Ende	Körperstelle	
Dauer		Front	Rückseite
		Links	Rechts

Schweregrad									
1	2	3	4	5	6	7	8	9	10

Energie
☆ ☆ ☆ ☆ ☆

Tätigkeit
☆ ☆ ☆ ☆ ☆

Schlaf
☆ ☆ ☆ ☆ ☆

Andere Symptome	Auslöser	Entlastungsmaßnahmen

Kommentare

Schmerz-Logbuch

Datum :-		Mon	Die	Mit	Don	Fre	Sam	Son

Schmerzbereich

Start	Ende		Körperstelle	
Dauer			Front	Rückseite
			Links	Rechts

Schweregrad									
1	2	3	4	5	6	7	8	9	10

Start	Ende		Körperstelle	
Dauer			Front	Rückseite
			Links	Rechts

Schweregrad									
1	2	3	4	5	6	7	8	9	10

Start	Ende		Körperstelle	
Dauer			Front	Rückseite
			Links	Rechts

Schweregrad									
1	2	3	4	5	6	7	8	9	10

Energie
☆ ☆ ☆ ☆ ☆

Tätigkeit
☆ ☆ ☆ ☆ ☆

Schlaf
☆ ☆ ☆ ☆ ☆

Andere Symptome	Auslöser	Entlastungsmaßnahmen

Kommentare

Schmerz-Logbuch

Datum :-		Mon	Die	Mit	Don	Fre	Sam	Son

Schmerzbereich

Start	Ende

Dauer

Körperstelle	
Front	Rückseite
Links	Rechts

Schweregrad									
1	2	3	4	5	6	7	8	9	10

Start	Ende

Dauer

Körperstelle	
Front	Rückseite
Links	Rechts

Schweregrad									
1	2	3	4	5	6	7	8	9	10

Start	Ende

Dauer

Körperstelle	
Front	Rückseite
Links	Rechts

Schweregrad									
1	2	3	4	5	6	7	8	9	10

Energie
☆ ☆ ☆ ☆

Tätigkeit
☆ ☆ ☆ ☆

Schlaf
☆ ☆ ☆ ☆ ☆

Andere Symptome	Auslöser	Entlastungsmaßnahmen

Kommentare

Schmerz-Logbuch

Datum :-		Mon	Die	Mit	Don	Fre	Sam	Son

Schmerzbereich

Start	Ende

Dauer

Körperstelle	
Front	Rückseite
Links	Rechts

Schweregrad									
1	2	3	4	5	6	7	8	9	10

Start	Ende

Dauer

Körperstelle	
Front	Rückseite
Links	Rechts

Schweregrad									
1	2	3	4	5	6	7	8	9	10

Start	Ende

Dauer

Körperstelle	
Front	Rückseite
Links	Rechts

Schweregrad									
1	2	3	4	5	6	7	8	9	10

Energie
☆ ☆ ☆ ☆ ☆

Tätigkeit
☆ ☆ ☆ ☆ ☆

Schlaf
☆ ☆ ☆ ☆ ☆

Andere Symptome	Auslöser	Entlastungsmaßnahmen

Kommentare

Schmerz-Logbuch

Datum :-		Mon	Die	Mit	Don	Fre	Sam	Son

Schmerzbereich

Eintrag 1

Start	Ende
Dauer	

Körperstelle	
Front	Rückseite
Links	Rechts

Schweregrad									
1	2	3	4	5	6	7	8	9	10

Eintrag 2

Start	Ende
Dauer	

Körperstelle	
Front	Rückseite
Links	Rechts

Schweregrad									
1	2	3	4	5	6	7	8	9	10

Eintrag 3

Start	Ende
Dauer	

Körperstelle	
Front	Rückseite
Links	Rechts

Schweregrad									
1	2	3	4	5	6	7	8	9	10

Energie
☆ ☆ ☆ ☆

Tätigkeit
☆ ☆ ☆ ☆

Schlaf
☆ ☆ ☆ ☆

Andere Symptome	Auslöser	Entlastungsmaßnahmen

Kommentare

Schmerz-Logbuch

Datum :-		Mon	Die	Mit	Don	Fre	Sam	Son

Schmerzbereich

Start	Ende

Dauer

Körperstelle	
Front	Rückseite
Links	Rechts

Schweregrad									
1	2	3	4	5	6	7	8	9	10

Start	Ende

Dauer

Körperstelle	
Front	Rückseite
Links	Rechts

Schweregrad									
1	2	3	4	5	6	7	8	9	10

Start	Ende

Dauer

Körperstelle	
Front	Rückseite
Links	Rechts

Schweregrad									
1	2	3	4	5	6	7	8	9	10

Energie
☆ ☆ ☆ ☆ ☆

Tätigkeit
☆ ☆ ☆ ☆ ☆

Schlaf
☆ ☆ ☆ ☆ ☆

Andere Symptome	Auslöser	Entlastungsmaßnahmen

Kommentare

Schmerz-Logbuch

Datum :-		Mon	Die	Mit	Don	Fre	Sam	Son

Schmerzbereich

Start	Ende

Dauer

Körperstelle	
Front	Rückseite
Links	Rechts

Schweregrad									
1	2	3	4	5	6	7	8	9	10

Start	Ende

Dauer

Körperstelle	
Front	Rückseite
Links	Rechts

Schweregrad									
1	2	3	4	5	6	7	8	9	10

Start	Ende

Dauer

Körperstelle	
Front	Rückseite
Links	Rechts

Schweregrad									
1	2	3	4	5	6	7	8	9	10

Energie
☆ ☆ ☆ ☆ ☆

Tätigkeit
☆ ☆ ☆ ☆ ☆

Schlaf
☆ ☆ ☆ ☆ ☆

Andere Symptome	Auslöser	Entlastungsmaßnahmen

Kommentare

Schmerz-Logbuch

Datum :-	Mon	Die	Mit	Don	Fre	Sam	Son

Schmerzbereich

Start	Ende		Körperstelle	
Dauer			Front	Rückseite
			Links	Rechts

Schweregrad
1	2	3	4	5	6	7	8	9	10

Start	Ende		Körperstelle	
Dauer			Front	Rückseite
			Links	Rechts

Schweregrad
1	2	3	4	5	6	7	8	9	10

Start	Ende		Körperstelle	
Dauer			Front	Rückseite
			Links	Rechts

Schweregrad
1	2	3	4	5	6	7	8	9	10

Energie
☆ ☆ ☆ ☆ ☆

Tätigkeit
☆ ☆ ☆ ☆ ☆

Schlaf
☆ ☆ ☆ ☆ ☆

Andere Symptome	Auslöser	Entlastungsmaßnahmen

Kommentare

Schmerz-Logbuch

Datum :-		Mon	Die	Mit	Don	Fre	Sam	Son

Schmerzbereich

Start	Ende

Dauer

Körperstelle	
Front	Rückseite
Links	Rechts

Schweregrad									
1	2	3	4	5	6	7	8	9	10

Start	Ende

Dauer

Körperstelle	
Front	Rückseite
Links	Rechts

Schweregrad									
1	2	3	4	5	6	7	8	9	10

Start	Ende

Dauer

Körperstelle	
Front	Rückseite
Links	Rechts

Schweregrad									
1	2	3	4	5	6	7	8	9	10

Energie
☆ ☆ ☆ ☆

Tätigkeit
☆ ☆ ☆ ☆

Schlaf
☆ ☆ ☆ ☆ ☆

Andere Symptome	Auslöser	Entlastungsmaßnahmen

Kommentare

Schmerz-Logbuch

Datum :-		Mon	Die	Mit	Don	Fre	Sam	Son

Schmerzbereich

Start	Ende		Körperstelle	
Dauer			Front	Rückseite
			Links	Rechts

Schweregrad									
1	2	3	4	5	6	7	8	9	10

Start	Ende		Körperstelle	
Dauer			Front	Rückseite
			Links	Rechts

Schweregrad									
1	2	3	4	5	6	7	8	9	10

Start	Ende		Körperstelle	
Dauer			Front	Rückseite
			Links	Rechts

Schweregrad									
1	2	3	4	5	6	7	8	9	10

Energie
☆ ☆ ☆ ☆ ☆

Tätigkeit
☆ ☆ ☆ ☆ ☆

Schlaf
☆ ☆ ☆ ☆ ☆

Andere Symptome	Auslöser	Entlastungsmaßnahmen

Kommentare

Schmerz-Logbuch

Datum :-	Mon	Die	Mit	Don	Fre	Sam	Son

Schmerzbereich

Start	Ende		Körperstelle	
Dauer			Front	Rückseite
			Links	Rechts

Schweregrad
1	2	3	4	5	6	7	8	9	10

Start	Ende		Körperstelle	
Dauer			Front	Rückseite
			Links	Rechts

Schweregrad
1	2	3	4	5	6	7	8	9	10

Start	Ende		Körperstelle	
Dauer			Front	Rückseite
			Links	Rechts

Schweregrad
1	2	3	4	5	6	7	8	9	10

Energie
☆ ☆ ☆ ☆

Tätigkeit
☆ ☆ ☆ ☆

Schlaf
☆ ☆ ☆ ☆

Andere Symptome	Auslöser	Entlastungsmaßnahmen

Kommentare

Schmerz-Logbuch

Datum :-		Mon	Die	Mit	Don	Fre	Sam	Son

Schmerzbereich

Start	Ende		Körperstelle	
Dauer			Front	Rückseite
			Links	Rechts

Schweregrad									
1	2	3	4	5	6	7	8	9	10

Start	Ende		Körperstelle	
Dauer			Front	Rückseite
			Links	Rechts

Schweregrad									
1	2	3	4	5	6	7	8	9	10

Start	Ende		Körperstelle	
Dauer			Front	Rückseite
			Links	Rechts

Schweregrad									
1	2	3	4	5	6	7	8	9	10

Energie
☆ ☆ ☆ ☆ ☆

Tätigkeit
☆ ☆ ☆ ☆ ☆

Schlaf
☆ ☆ ☆ ☆ ☆

Andere Symptome	Auslöser	Entlastungsmaßnahmen

Kommentare

Schmerz-Logbuch

Datum :-		Mon	Die	Mit	Don	Fre	Sam	Son

Schmerzbereich

Start	Ende

Dauer

Körperstelle	
Front	Rückseite
Links	Rechts

Schweregrad									
1	2	3	4	5	6	7	8	9	10

Start	Ende

Dauer

Körperstelle	
Front	Rückseite
Links	Rechts

Schweregrad									
1	2	3	4	5	6	7	8	9	10

Start	Ende

Dauer

Körperstelle	
Front	Rückseite
Links	Rechts

Schweregrad									
1	2	3	4	5	6	7	8	9	10

Energie
☆ ☆ ☆ ☆

Tätigkeit
☆ ☆ ☆ ☆

Schlaf
☆ ☆ ☆ ☆ ☆

Andere Symptome	Auslöser	Entlastungsmaßnahmen

Kommentare

Schmerz-Logbuch

Datum :-	Mon	Die	Mit	Don	Fre	Sam	Son

Schmerzbereich

Start	Ende

Dauer

Körperstelle	
Front	Rückseite
Links	Rechts

Schweregrad
1	2	3	4	5	6	7	8	9	10

Start	Ende

Dauer

Körperstelle	
Front	Rückseite
Links	Rechts

Schweregrad
1	2	3	4	5	6	7	8	9	10

Start	Ende

Dauer

Körperstelle	
Front	Rückseite
Links	Rechts

Schweregrad
1	2	3	4	5	6	7	8	9	10

Energie
☆ ☆ ☆ ☆ ☆

Tätigkeit
☆ ☆ ☆ ☆ ☆

Schlaf
☆ ☆ ☆ ☆ ☆

Andere Symptome	Auslöser	Entlastungsmaßnahmen

Kommentare

Schmerz-Logbuch

Datum :-		Mon	Die	Mit	Don	Fre	Sam	Son

Schmerzbereich

Start	Ende
Dauer	

Körperstelle	
Front	Rückseite
Links	Rechts

Schweregrad									
1	2	3	4	5	6	7	8	9	10

Start	Ende
Dauer	

Körperstelle	
Front	Rückseite
Links	Rechts

Schweregrad									
1	2	3	4	5	6	7	8	9	10

Start	Ende
Dauer	

Körperstelle	
Front	Rückseite
Links	Rechts

Schweregrad									
1	2	3	4	5	6	7	8	9	10

Energie
☆ ☆ ☆ ☆ ☆

Tätigkeit
☆ ☆ ☆ ☆ ☆

Schlaf
☆ ☆ ☆ ☆ ☆

Andere Symptome	Auslöser	Entlastungsmaßnahmen

Kommentare

Schmerz-Logbuch

Datum :- _____ | Mon | Die | Mit | Don | Fre | Sam | Son |

Schmerzbereich

Start	Ende

Dauer

Körperstelle
Front	Rückseite
Links	Rechts

Schweregrad									
1	2	3	4	5	6	7	8	9	10

Start	Ende

Dauer

Körperstelle
Front	Rückseite
Links	Rechts

Schweregrad									
1	2	3	4	5	6	7	8	9	10

Start	Ende

Dauer

Körperstelle
Front	Rückseite
Links	Rechts

Schweregrad									
1	2	3	4	5	6	7	8	9	10

Energie
☆ ☆ ☆ ☆ ☆

Tätigkeit
☆ ☆ ☆ ☆ ☆

Schlaf
☆ ☆ ☆ ☆ ☆

Andere Symptome	Auslöser	Entlastungsmaßnahmen

Kommentare

_____
_____
_____

Schmerz-Logbuch

Datum :-		Mon	Die	Mit	Don	Fre	Sam	Son

Schmerzbereich

Start	Ende
Dauer	

Körperstelle	
Front	Rückseite
Links	Rechts

Schweregrad										
1	2	3	4	5	6	7	8	9	10	

Start	Ende
Dauer	

Körperstelle	
Front	Rückseite
Links	Rechts

Schweregrad										
1	2	3	4	5	6	7	8	9	10	

Start	Ende
Dauer	

Körperstelle	
Front	Rückseite
Links	Rechts

Schweregrad										
1	2	3	4	5	6	7	8	9	10	

Energie
☆ ☆ ☆ ☆

Tätigkeit
☆ ☆ ☆ ☆

Schlaf
☆ ☆ ☆ ☆

Andere Symptome	Auslöser	Entlastungsmaßnahmen

Kommentare

Schmerz-Logbuch

Datum :-	Mon	Die	Mit	Don	Fre	Sam	Son

Schmerzbereich

Start	Ende
Dauer	

Körperstelle	
Front	Rückseite
Links	Rechts

Schweregrad									
1	2	3	4	5	6	7	8	9	10

Start	Ende
Dauer	

Körperstelle	
Front	Rückseite
Links	Rechts

Schweregrad									
1	2	3	4	5	6	7	8	9	10

Start	Ende
Dauer	

Körperstelle	
Front	Rückseite
Links	Rechts

Schweregrad									
1	2	3	4	5	6	7	8	9	10

Energie
☆ ☆ ☆ ☆ ☆

Tätigkeit
☆ ☆ ☆ ☆ ☆

Schlaf
☆ ☆ ☆ ☆ ☆

Andere Symptome	Auslöser	Entlastungsmaßnahmen

Kommentare

Schmerz-Logbuch

Datum :-		Mon	Die	Mit	Don	Fre	Sam	Son

Schmerzbereich

Start	Ende

Dauer

Körperstelle	
Front	Rückseite
Links	Rechts

Schweregrad									
1	2	3	4	5	6	7	8	9	10

Start	Ende

Dauer

Körperstelle	
Front	Rückseite
Links	Rechts

Schweregrad									
1	2	3	4	5	6	7	8	9	10

Start	Ende

Dauer

Körperstelle	
Front	Rückseite
Links	Rechts

Schweregrad									
1	2	3	4	5	6	7	8	9	10

Energie
☆ ☆ ☆ ☆ ☆

Tätigkeit
☆ ☆ ☆ ☆ ☆

Schlaf
☆ ☆ ☆ ☆ ☆

Andere Symptome	Auslöser	Entlastungsmaßnahmen

Kommentare

Schmerz-Logbuch

Datum :-	Mon	Die	Mit	Don	Fre	Sam	Son

Schmerzbereich

Start	Ende

Dauer

Körperstelle

Front	Rückseite
Links	Rechts

Schweregrad									
1	2	3	4	5	6	7	8	9	10

Start	Ende

Dauer

Körperstelle

Front	Rückseite
Links	Rechts

Schweregrad									
1	2	3	4	5	6	7	8	9	10

Start	Ende

Dauer

Körperstelle

Front	Rückseite
Links	Rechts

Schweregrad									
1	2	3	4	5	6	7	8	9	10

Energie
☆ ☆ ☆ ☆ ☆

Tätigkeit
☆ ☆ ☆ ☆ ☆

Schlaf
☆ ☆ ☆ ☆ ☆

Andere Symptome	Auslöser	Entlastungsmaßnahmen

Kommentare

Schmerz-Logbuch

Datum :-		Mon	Die	Mit	Don	Fre	Sam	Son

Schmerzbereich

Start	Ende		Körperstelle	
Dauer			Front	Rückseite
			Links	Rechts

Schweregrad									
1	2	3	4	5	6	7	8	9	10

Start	Ende		Körperstelle	
Dauer			Front	Rückseite
			Links	Rechts

Schweregrad									
1	2	3	4	5	6	7	8	9	10

Start	Ende		Körperstelle	
Dauer			Front	Rückseite
			Links	Rechts

Schweregrad									
1	2	3	4	5	6	7	8	9	10

Energie
☆ ☆ ☆ ☆ ☆

Tätigkeit
☆ ☆ ☆ ☆ ☆

Schlaf
☆ ☆ ☆ ☆ ☆

Andere Symptome	Auslöser	Entlastungsmaßnahmen

Kommentare

Schmerz-Logbuch

Datum :-		Mon	Die	Mit	Don	Fre	Sam	Son

Schmerzbereich

Start	Ende	Körperstelle	
Dauer		Front	Rückseite
		Links	Rechts

Schweregrad									
1	2	3	4	5	6	7	8	9	10

Start	Ende	Körperstelle	
Dauer		Front	Rückseite
		Links	Rechts

Schweregrad									
1	2	3	4	5	6	7	8	9	10

Start	Ende	Körperstelle	
Dauer		Front	Rückseite
		Links	Rechts

Schweregrad									
1	2	3	4	5	6	7	8	9	10

Energie
☆ ☆ ☆ ☆ ☆

Tätigkeit
☆ ☆ ☆ ☆ ☆

Schlaf
☆ ☆ ☆ ☆ ☆

Andere Symptome	Auslöser	Entlastungsmaßnahmen

Kommentare

Schmerz-Logbuch

Datum :-		Mon	Die	Mit	Don	Fre	Sam	Son

Schmerzbereich

Start	Ende

Dauer

Körperstelle	
Front	Rückseite
Links	Rechts

Schweregrad									
1	2	3	4	5	6	7	8	9	10

Start	Ende

Dauer

Körperstelle	
Front	Rückseite
Links	Rechts

Schweregrad									
1	2	3	4	5	6	7	8	9	10

Start	Ende

Dauer

Körperstelle	
Front	Rückseite
Links	Rechts

Schweregrad									
1	2	3	4	5	6	7	8	9	10

Energie
☆ ☆ ☆ ☆

Tätigkeit
☆ ☆ ☆ ☆

Schlaf
☆ ☆ ☆ ☆

Andere Symptome	Auslöser	Entlastungsmaßnahmen

Kommentare

Schmerz-Logbuch

Datum :-	Mon	Die	Mit	Don	Fre	Sam	Son

Schmerzbereich

Start	Ende

Dauer

Körperstelle	
Front	Rückseite
Links	Rechts

Schweregrad									
1	2	3	4	5	6	7	8	9	10

Start	Ende

Dauer

Körperstelle	
Front	Rückseite
Links	Rechts

Schweregrad									
1	2	3	4	5	6	7	8	9	10

Start	Ende

Dauer

Körperstelle	
Front	Rückseite
Links	Rechts

Schweregrad									
1	2	3	4	5	6	7	8	9	10

Energie
☆ ☆ ☆ ☆ ☆

Tätigkeit
☆ ☆ ☆ ☆ ☆

Schlaf
☆ ☆ ☆ ☆ ☆

Andere Symptome	Auslöser	Entlastungsmaßnahmen

Kommentare

Schmerz-Logbuch

Datum :-		Mon	Die	Mit	Don	Fre	Sam	Son

Schmerzbereich

Start	Ende

Dauer

Körperstelle	
Front	Rückseite
Links	Rechts

Schweregrad									
1	2	3	4	5	6	7	8	9	10

Start	Ende

Dauer

Körperstelle	
Front	Rückseite
Links	Rechts

Schweregrad									
1	2	3	4	5	6	7	8	9	10

Start	Ende

Dauer

Körperstelle	
Front	Rückseite
Links	Rechts

Schweregrad									
1	2	3	4	5	6	7	8	9	10

Energie
☆ ☆ ☆ ☆ ☆

Tätigkeit
☆ ☆ ☆ ☆ ☆

Schlaf
☆ ☆ ☆ ☆ ☆

Andere Symptome	Auslöser	Entlastungsmaßnahmen

Kommentare

Schmerz-Logbuch

Datum :-		Mon	Die	Mit	Don	Fre	Sam	Son

Schmerzbereich

Start	Ende

Dauer

Körperstelle	
Front	Rückseite
Links	Rechts

Schweregrad									
1	2	3	4	5	6	7	8	9	10

Start	Ende

Dauer

Körperstelle	
Front	Rückseite
Links	Rechts

Schweregrad									
1	2	3	4	5	6	7	8	9	10

Start	Ende

Dauer

Körperstelle	
Front	Rückseite
Links	Rechts

Schweregrad									
1	2	3	4	5	6	7	8	9	10

Energie
☆ ☆ ☆ ☆ ☆

Tätigkeit
☆ ☆ ☆ ☆ ☆

Schlaf
☆ ☆ ☆ ☆ ☆

Andere Symptome	Auslöser	Entlastungsmaßnahmen

Kommentare

www.ingramcontent.com/pod-product-compliance
Lightning Source LLC
LaVergne TN
LVHW012120070526
838202LV00056B/5794